オーバーレイ修復 超入門

辻本真規 著

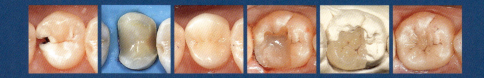

クインテッセンス出版株式会社　2025

QUINTESSENCE PUBLISHING

Berlin | Chicago | Tokyo
Barcelona | London | Milan | Paris | Prague | Seoul | Warsaw
Beijing | Istanbul | Sao Paulo | Sydney | Zagreb

本書のはじめに

筆者がオーバーレイ修復と出会ったのはおそらく2017年前後だったと記憶している.

オーバーレイ修復について，本では見たことがあったが，興味がなかったというのが本音である．しかし，日本大学松戸歯学部の先輩である二宮佑介先生(東京都開業)の講演を聞いて興味をもち，勉強を始めた．当時は長崎大学医歯薬学総合研究科齲蝕学分野で助教として勤務していたため，大学病院での治療は歯内療法がメインであり，セラミック修復自体を行う機会に乏しかった．どちらかというと，直接修復(ダイレクトボンディング)に対しての興味が強く，そのため当初は，こんな薄くて維持のなさそうなものが本当に割れたり，外れたりしないのだろうか？　という疑問からスタートした.

しかし，2018年に開業し，以後オーバーレイ修復の数を重ね，さまざまな患者さんの修復状態をよく観察することで，今では自信をもってオーバーレイ修復を行えるようになってきた.

本書は，以前の筆者のように，「オーバーレイ修復ってみたことがあるけど，よくわからないな……，でも気になる……」，そんな読者の方の疑問を解決するように，１つずつのステップごとに詳しく書いたつもりである．本書がこれからオーバーレイ修復を志す読者の方の一助になれば幸いである.

2025年３月
辻本真規

CONTENTS 目次

CONTENTS

本書のはじめに ……………………………………………………………… 2

特別付録 ………………………………………………………………… 6

オーバーレイのセット手順① コンポジットレジンの場合 ……………… 6

オーバーレイのセット手順② レジンセメントの場合 ………………… 7

窩洞に対する修復処置の選択チャート ………………………………… 8

プロローグ

修復治療のひとつとしてオーバーレイという選択肢を増やそう！ ……… 10

臼歯部における直接接着修復（ダイレクトボンディング）と
間接接着修復（インダイレクトボンディング）の判断基準 ……………… 12

コラム① インレー，アンレーで修復したときの応力のかかり方 ……… 14

CHAPTER 1　オーバーレイ概論

オーバーレイとはなにか，基本的な部分をわかりやすく解説します ……… 16

①咬合面を覆っているが，フルクラウンのように
全周を歯頸部まで削らない修復物をオーバーレイという ……………… 18

コラム② IDSとは？ ……………………………………………………… 18

Case 1：オーバーレイの典型的な臨床例 ……………………………… 19

②フルクラウンより歯の削除量は大幅に少なくなる ………………… 20

③大きな修復物を入れると天然歯とは異なる力のかかり方をする．
オーバーレイはそれを回復してくれる ……………………………… 21

コラム③ 歯の組成・構造・力のかかり方を理解する！ ……………… 22

Case 2：支台歯への応力集中が問題となっていたと思われる症例 …… 26

④維持形態や抵抗形態がないので，接着が命！
取れそう？　ちゃんと治療すれば取れません！ ……………………… 27

窩洞に対する修復処置選択 ……………………………………………… 28

コラム④ オーバーレイなどの部分被覆冠は予後が悪い？ …………… 29

CHAPTER 2　オーバーレイの選択基準

こんなときはオーバーレイを考えよう！ ……………………………… 32

①窩洞が「広い」，「深い」，「歯質が薄い」 ……………………………… 34

コラム⑤ そもそも臼歯の大きさはどのくらい？ …………………… 35

コラム⑥ DMEとは？ …………………………………………………… 38

②象牙質へ及ぶ亀裂がある ……………………………………………… 40

③辺縁隆線が両方ない（削ったらなくなる，薄い） …………………… 42

Case 3：|6，|7にアンレーを認める症例 …………………………… 43

④根管治療歯で歯質が比較的残っている．
クラウン形成を行うと歯質が薄くなる場合 ………………………… 44

Case 4：根管治療後にオーバーレイを選択した治療例 ……………… 46

コラム⑦ マテリアルの選択 …………………………………………… 48

CHAPTER 3　オーバーレイの形成デザイン

オーバーレイの形成デザインを考える ……………………………………………… 50

実際の研究ではどうなっているのか? ……………………………………………… 52

頬舌側の形成デザイン ……………………………………………………………… 55

形成デザインで考えること①
「残存歯質の厚みと窩洞の幅,深さ」 …………………………………………… 56

形成デザインで考えること②
「審美的な要求により頬側のマージン位置を決める」 …………………………… 57

形成デザインで考えること③
「エナメルリングの残存量とエナメル小柱の走行」 ……………………………… 58

隣接面の形成デザイン ……………………………………………………………… 60

Case 5：二ケイ酸リチウムで製作した
オーバーレイをセットした症例 ………………………………………………… 62

CHAPTER 4　臼歯部間接接着修復(PIAR)の手順

臼歯部間接接着修復(PIAR)の手順 ………………………………………………… 64

オーバーレイの形成法 ……………………………………………………………… 66

実際の形成手順(上顎第一大臼歯にMODのインレーが入っており,
二次う蝕になっている場合の形成) ……………………………………………… 69

実際の形成手順①「修復物の除去,ガイドグルーブの形成」 …………………… 69

実際の形成手順②「右側の形成」 …………………………………………………… 70

実際の形成手順③「左側の形成」 …………………………………………………… 71

実際の形成手順④「バットジョイントの形成完成」 ……………………………… 72

実際の形成手順⑤「う蝕の除去」 …………………………………………………… 72

実際の形成手順⑥「頬舌側面ベベルの付与」 ……………………………………… 73

実際の形成手順⑦「隣接面のスロット部から頬舌側面への移行部のベベル形成」 … 75

実際の形成手順⑧「咬合面裂溝部は必要に応じて再度削合する」 ……………… 77

実際の形成手順⑨「う蝕の除去でできたアンダーカットや,露出した象牙質をIDSする」 … 77

実際の形成手順⑩「IDSでできた未重合層をブラシで除去する」 ……………… 78

実際の形成手順⑪「シリコーンポイントでエナメル質の凹凸を研磨する」 …… 78

①シェードテイキング,⑤プラーク染め出し・清掃の手順の確認 ……………… 80

CHAPTER 5　オーバーレイのためのラバーダム防湿

間接接着修復でのラバーダム防湿 ………………………………………………… 82

コラム⑧ ラバーダムシートが破れないようにするには? ……………………… 84

通常のラバーダム防湿+αで
より快適なラバーダム防湿を! ………………………………………………… 86

覚えておきたい3つのクランプの使い方 ………………………………………… 87

圧排糸とスーパーフロスの応用 …………………………………………………… 89

CHAPTER 6　Immediate dentin sealing（IDS）

象牙質即時封鎖（IDS）の特徴とメリット ……………………………………………… 92

コラム⑨ オーバーレイでは接着が大切！ ………………………………………… 93

接着力最大化のために守りたい３つのこと ………………………………………… 94

接着力最大化のために① 「歯面清掃をする」 ……………………………………… 94

接着力最大化のために② 「ラバーダム防湿をする」 ……………………………… 94

接着力最大化のために③ 「IDSを行う」 …………………………………………… 95

重合収縮応力を緩和させるために守りたい３つのこと …………………………… 96

重合収縮応力を緩和させるために①
「間接（インダイレクト）または半間接（セミダイレクト）修復を用いて，
エナメル質の置換を行う」 …………………………………………………………… 96

重合収縮応力を緩和させるために② 「HOBを理解する」 ……………………… 97

重合収縮応力を緩和させるために③ 「ライニング・積層充填をする」 ………… 98

IDSの未重合層は，印象にも仮封にも影響するので注意する ………………… 101

CHAPTER 7　オーバーレイの接着操作

オーバーレイの接着操作 ……………………………………………………………… 106

それぞれの被着面への接着処理 ……………………………………………………… 109

コラム⑩ サンドブラスト処理の有効性 …………………………………………… 111

修復物に対する接着処理 ……………………………………………………………… 114

各種材料について ……………………………………………………………………… 119

CHAPTER 8　フローチャートを用いたオーバーレイ修復の実際

Case 6：⌊5 に部分断髄およびオーバーレイ修復を行った症例 ………………… 124

Case 7：開咬および歯冠萌出不全の7⌋に対するアンレー修復を行った症例 …… 126

Case 8：6⌋にベニアレイを選択した症例 ………………………………………… 128

Case 9：根管治療歯にODインレー修復がされていたが近心にう蝕を生じており，
オーバーレイを選択した 4⌋の症例 ……………………………………………… 130

Case10：6⌋の広範囲なOBインレーの隣接面に生じたクラックおよびう蝕と，
7⌋遠心に生じたクラックから失活した歯に対して
根管治療およびオーバーレイを選択した症例 ………………………………… 132

Case11：7⌋に咬耗およびクラックを認めた症例 ………………………………… 136

参考文献 ………………………………………………………………………………… 138

本書のおわりに ………………………………………………………………………… 141

APPENDIX ……………………………………………………………………………… 142

オーバーレイ修復　超入門

オーバーレイのセット手順① コンポジットレジンの場合

オーバーレイのセット手順② レジンセメントの場合

調整・試適　　**セット**

口腔内

▲マイクロスコープによるマージンチェック、フロスで隣接面チェック

ラバーダム防湿、清掃
プラーク染め出し、清掃

▲隅角部のプラークの取り残しに注意

隣接面保護、IDS面サンドブラスト処理（アルミナ or CoJet sand）

▲サンドブラスト後の粉をしっかり洗い流す

エナメル質
リン酸エッチング

▲隣接歯につきそうなときは隣接歯を保護して行う

シランカップリング
処理

▲光照射を行い熱を与える

ボンディング

▲エアブローをし、光照射はしない

セット
圧接
セメント除去

口腔外

ニケイ酸リチウム

モノボンドエッチ
＆プライム

塗布スクラビング（20秒）　水洗
反応（40秒）

超音波洗浄（5分）　乾燥

乾燥　予熱

▲セラミックプライマーブラスを塗布、カルセツトにて予熱

CAD/CAMレジン

サンドブラスト処理
0.1～0.2Mpa

水洗　乾燥

シランカップリング処理

乾燥　予熱

ジルコニア

サンドブラスト処理
0.2～0.3Mpa

水洗　乾燥

MDPモノマー
含有プライマー
で処理

乾燥

MDPモノマー含有
レジンセメントでセットへ

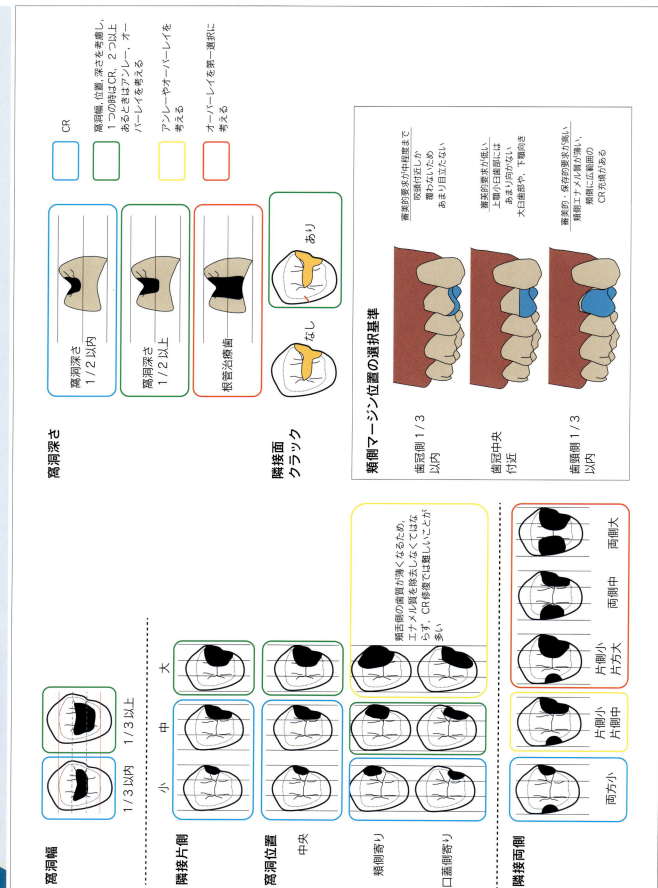

PROLOGUE

プロローグ

オーバーレイ修復　超入門

修復治療のひとつとして
オーバーレイという選択肢を増やそう！

オーバーレイという選択肢を増やそう！

　本書はオーバーレイという選択肢を，初心者でも導入できるよう，なるべくわかりやすく解説している．オーバーレイは端的に言うと"咬合面はすべて覆っているが全周歯頸部まで削らない修復物"である（Fig 1）．「インレーでは対応できないがフルクラウンを入れるのは歯質を削除しすぎる…」，そんなときに役立つ選択肢である．

　しかし，大学でも習わないので，「聞いたことはあるけどよくわからない」，「雑誌やSNSで見たことがあるけど，どのような基準で治療をすればいいのかわからない…」，そういった読者は多いのではないだろうか？　実際，筆者もこの治療法を知ったのが約10年前，そこから徐々に勉強して取り組み，開業時（2018年）からは本格的に治療に取り入れている．

　開業から7年目，年々オーバーレイによる歯冠修復処置が増えており，フルクラウンにするという選択肢は，治療前にフルクラウンの状態でない限りほとんど選択肢にはあがってこなくなった．また窩洞が大きなケースも，開業当初はコンポジットレジン（以下，CR）による修復治療を積極的に行っていたが，現在ではアンレーや，オーバーレイといった間接接着修復治療を行うケースが多くなってきた．

▼筆者の症例の一部（CHAPTER 8より）．

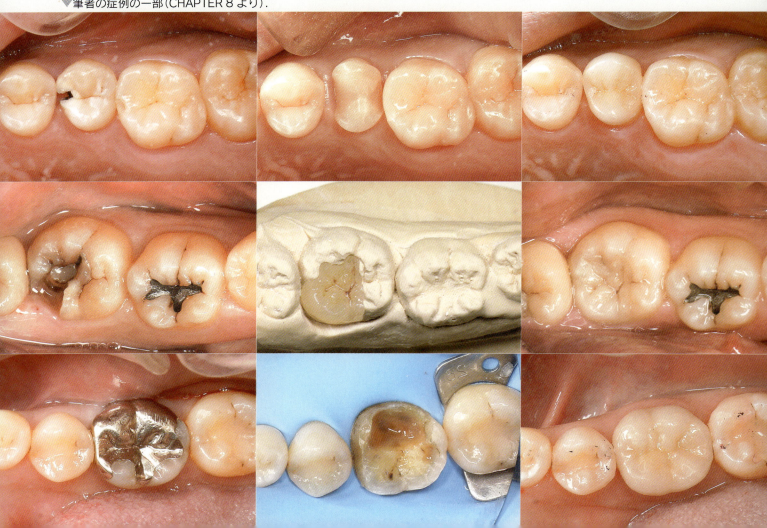

PROLOGUE プロローグ

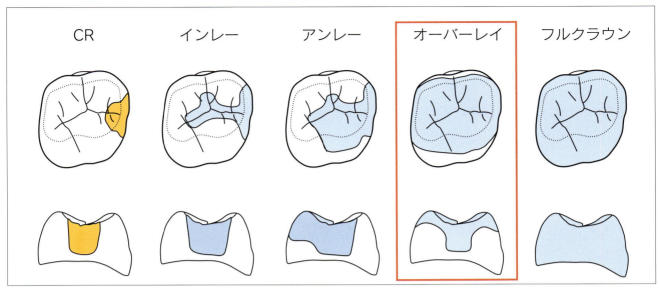

Fig I　歯冠修復治療の一覧．本書ではオーバーレイについて解説する．

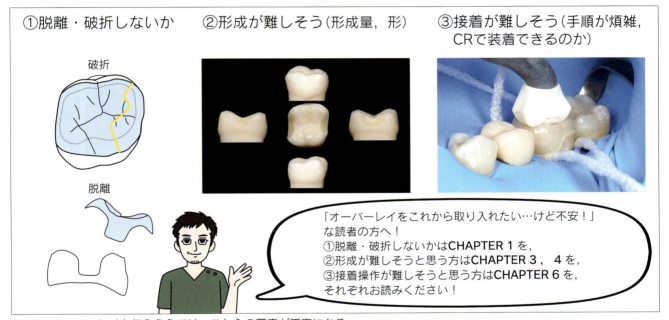

Fig II　オーバーレイを行ううえでは，これらの要素が不安になる．

オーバーレイでありがちな3つの不安

インレーやフルクラウンと異なり，オーバーレイは大学で習わないため，筆者も講演などで知った当初，「これは大丈夫なのか？」と疑問をもったものである．

筆者自身や，周りのオーバーレイを行っている歯科医師に聞くと，大きく分けて3つの不安があった（Fig II）．

本書では，これらの不安を解決すべく，どのようにすればオーバーレイを成功に導けるのかを細かく解説する．

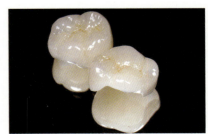

▲完成したオーバーレイ．

11

臼歯部における直接接着修復（ダイレクトボンディング）と間接接着修復（インダイレクトボンディング）の判断基準

修復方法はどのような基準で決めるのか？

現在，小さなう蝕では直接接着修復にて治療されることが多いと思われる．しかし，不適切な修復処置や，その後の二次う蝕などで修復物が大きくなり，根管治療→クラウン→歯根破折という負のループに陥った状態を臨床ではよく目にする．

修復方法を決定する際，どのような基準で治療にあたるかを考えてみよう．これには，直接修復なのか，間接修復なのか，マテリアルの選択をどうするのか，などが含まれる．図1に主な判断基準を示す．

図1の緑枠は，患者に関連する項目である．「白くしたい」，「なるべく削りたくない」という考えや，自費か保険かはマテリアル選択にもかかわってくるため，重要である．

次に，黄色枠は歯科医師側の基準のなかでも問題となるものである．専門分野が違えば，修復治療でも選択肢が限られる可能性がある．

ダイレクトボンディングのセミナーに行くと，なんでもダイレクトボンディングで治したくなるという気持ちをもったことがある読者の方も多いのではないだろうか（筆者はそういう経験がある）．このような主観に頼った治療はなるべくなくさなくてはならない．

最後に青枠である．これは，歯科医師が知識としてもっていないといけない項目である．う蝕の範囲によっては，後に問題を生じる修復デザインもありえるため，歯への力のかかり方，マテリアルの特性，接着の知識などを総動員して患者さんの希望と合う最適な修復方法を見つけなければならない．

直接修復と間接修復の比較

つづいて，直接修復と間接修復を比較してみよう．本項では，生体模倣をした直接接着修復のことを指す**Biomimetic bonded restoration（以下，ダイレクトボンディング）** と臼歯部間接接着修復（**Posterior Indirect Adhesive Restorations：以下，PIAR**）を比較する．

表1に比較を示す．これは通常の直接修復と間接修復での特徴とあまり変わらない．ダイレクトボンディングでは隣接面などの形態回復が困難となる傾向にあるが，PIARでは歯科技工士の技術の差はあれど，一般的に隣接面の形態回復は容易である．

窩洞形成に関しては，ダイレクトボンディングと比較して，PIARでは鋭縁やアンダーカットがなく，スムースなマージンが必要不可欠なため，困難となる．

印象採得や，仮封に関してはPIARでは必要であり，ミスが生じるところでもある．それぞれ利点・欠点があるが，どちらの方法でも適切な接着操作，

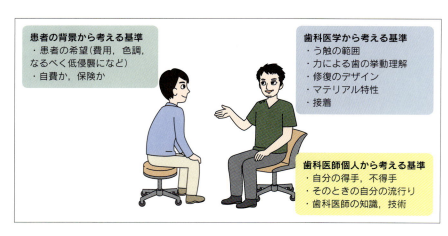

図1　修復方法を決めるときの基準．

表1 ダイレクトボンディングとPIARの比較.

	ダイレクトボンディング	臼歯部間接接着修復（PIAR）
形態回復	難しい	容易（歯科技工士の腕次第）
窩洞形成	容易	難しい
印象採得	なし	あり
適切な接着操作	必要	必要
防湿	必要	必要
仮封	なし	必要
来院回数	最小で1回	最小で1回（ワンデートリートメント）

▶修復治療後に生じている問題

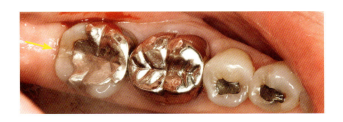

図2 「7アンレー遠心に生じたクラック（矢印）.

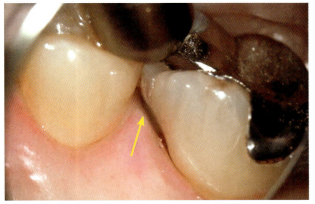

図3 「6インレー近心に生じたクラック（矢印）.

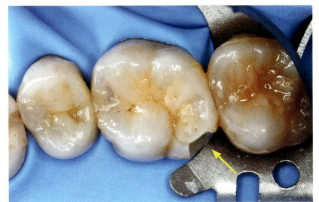

図4 「6の口蓋に生じたCR修復後のエナメル質の破折（矢印）.

防湿は徹底しないといけない部分であり，本書のポイントでもある．

　直接修復でも間接修復でも歯への力のかかり方に関する知識や，接着の知識がなくては，良かれと思って行った治療だったとしても，後々問題が生じることがある．

　図2～4に修復治療後に生じている問題を示す．修復治療後に辺縁の歯質に二次う蝕はないが，エナメル質のクラックや破折が生じている．このような症例をみると，どうやらミニマムに削ればMIというわけでもなさそうなことがわかる．ここで大切なのが，なぜこのような問題が生じるのかを理解することである．それには歯の組成，力がかかったときの歯の挙動などを理解することが必要不可欠と考える．筆者はこのような状態の歯にオーバーレイを含めたPIARを行っている．オーバーレイを適切に行うために必要なことを本書では解説していく．

コラム① インレー，アンレーで修復したときの応力のかかり方

Yangら[1]は，図5に示すようなインレーとアンレーで修復（それぞれ3種類の材料[セラミック，CR，ゴールド]）したときの応力のかかり方を有限要素法で解析している．結果として（図6），材料にかかわらず，インレーはどの形態でも支台歯への応力がかかり，アンレーでは少ないことを報告している．

Dejakら[2]はMODインレー，アンレー，エンドクラウンにかかるストレスを有限要素法で解析しており，インレーはアンレーやエンドクラウンと比べて応力が集中しやすく，破損や接着材の劣化のリスクが高いことを示している．

Magneら[3]はインレー，アンレーの大きさと，材質を変えて修復後の歯にかかる力を有限要素法で解析している．小さなインレー，アンレー，大きなインレー，アンレーを3つの材料（長石質ポーセレン，2種類のCR）で比較し，結果として，表面での応力はどれも変わらなかったが，界面での応力に差があった．修復物底部ではどの群でもほとんど応力はかかっておらず，インレーでは界面で引っ張り応力が認められた．小さなインレーではポーセレンインレーでDEJ（dentin-enamel junction）を境にピークが反転していた．アンレーでは界面で大きな圧縮応力が認められ，大型のポーセレンアンレーでは界面応力が純粋に圧縮になっていた．界面での引っ張り応力は修復物が外れる原因にもなりえる．界面での応力が純粋に圧縮になると，接着面での安定性が高まり，修復物の脱離リスクが低減する．

また，CRインレー/アンレーでは，修復された咬頭のたわみが増加し，組織置換量と比例している（176～646％）ように思われ，ポーセレンインレー/アンレーでは，咬頭のたわみの減少が特徴的であり，組織置換量と比例している（21～75％）ように思われると報告されている．

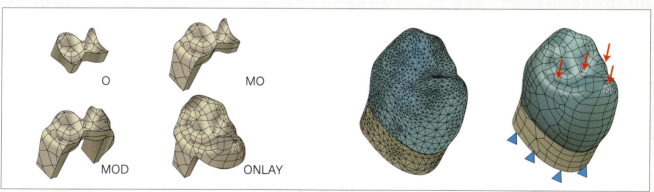

図5 4種の修復物に対し3つの材料を使用し，有限要素法で解析している．＊参考文献1より改変・引用

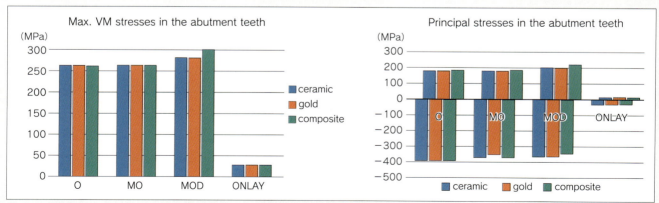

図6 どの材料でもインレーでは支台歯への応力が大きくかかる．アンレーでは応力がかなり少ないことがわかる．＊参考文献1より改変・引用

CHAPTER 1

オーバーレイ概論

オーバーレイとはなにか，基本的な部分をわかりやすく解説します

① 咬合面をすべて覆っているが，フルクラウンのように**全周を歯頸部まで削らない**修復物を**オーバーレイ**という

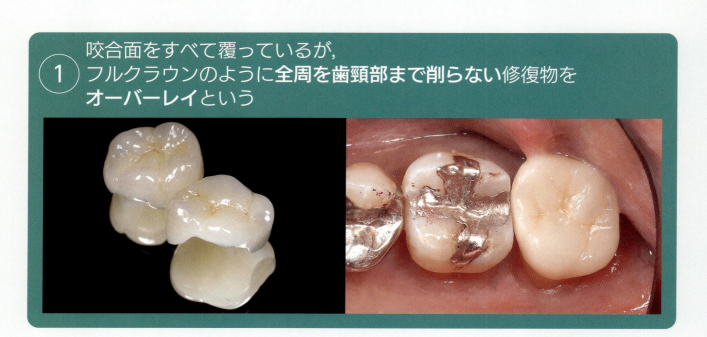

② フルクラウンより**歯の削除量が大幅に少なくなる**

MODのオーバーレイの場合…　　削除量 **平均39%**

フルクラウンの場合…　　削除量 **67.5〜75.6%**

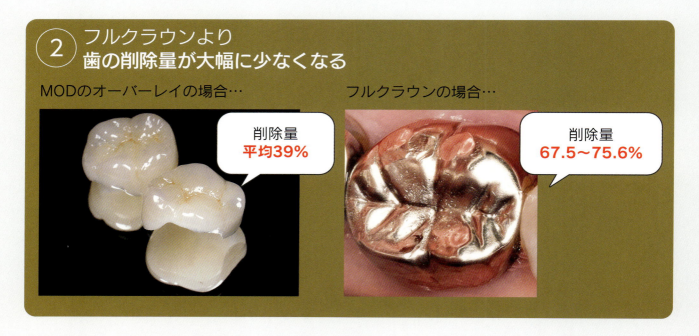

CHAPTER 1 オーバーレイ概論

③ 大きな修復物を入れると**天然歯とは異なる力のかかり方**をする．オーバーレイは**それを回復してくれる**

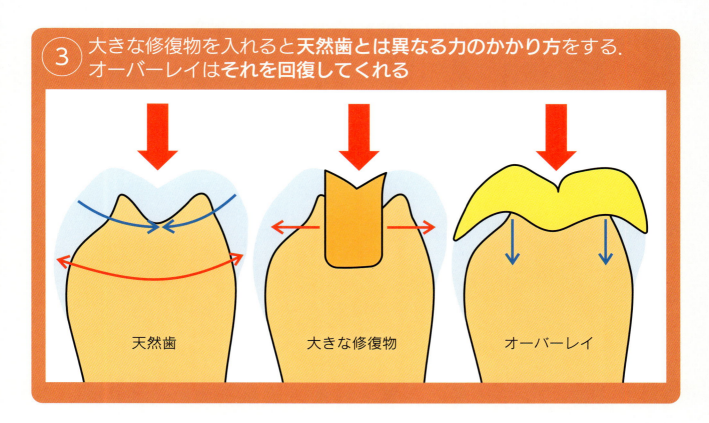

④ 維持形態や抵抗形態がないので，接着が命！
取れそう？　ちゃんと治療すれば取れません！

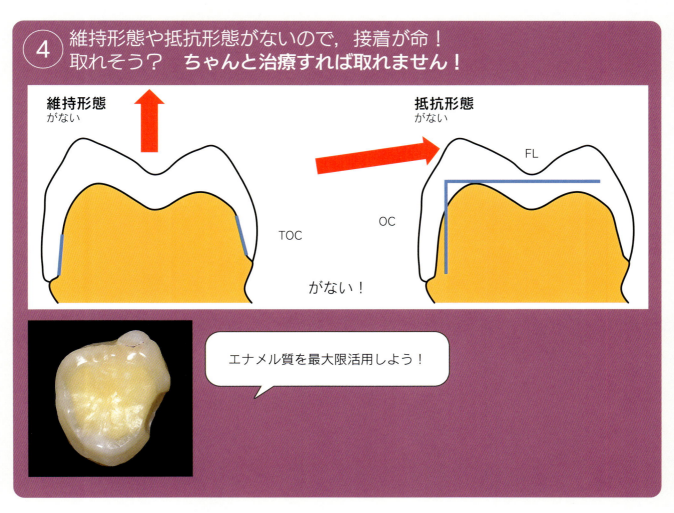

エナメル質を最大限活用しよう！

① 咬合面を覆っているが，フルクラウンのように全周を歯頸部まで削らない修復物をオーバーレイという

オーバーレイというのは，**図1**に示すように，咬合面をすべて覆った接着性修復物のことを示す．オクルーザルベニアやテーブルトップクラウンなど論文でも呼び方はさまざまであり，専門用語として完全には定まっていないのが現状である．

用語として馴染みのあるアンレーは「1つまたは複数の咬頭および隣接，咬合面，または咬合面全体を修復する部分修復物．機械的または接着的手段により保持されるもの，パーシャルカバークラウン」とされている．よってオーバーレイはアンレーの一部といえるが，本書ではわかりやすいようにFerrarisの分類[1]を使用する．Ferrarisは，アンレー；1つ以上の咬頭被覆，オーバーレイ；咬頭を完全に被覆，ベニアレイ；頬側歯質を含んだオーバーレイと分類している．

オーバーレイの典型的な臨床例を Case 1 に示す．|7に近遠心および頬側−口蓋側に及ぶインレーが認められる．患者は時折生じる咬合痛を自覚している．口蓋の歯質は一部欠け，インレーとの隙間が認められる．インレーを除去すると残存エナメル質は薄く，窩底部にはクラックを認めた．う蝕を除去し，支台歯形成，immediate dentin sealing（以下，IDS）を行い，ニケイ酸リチウムガラスセラミックス（以下，ニケイ酸リチウム）で製作したオーバーレイを装着した．このように，多歯面にわたる修復物，薄い残存歯質，象牙質に及ぶクラック，咬頭被覆が最小限に必要な歯などがオーバーレイの適応である．

コラム② IDSとは？

Immediate dentin sealingとは象牙質の即時封鎖である．う蝕除去や形成後，すぐにボンディング材，CRで象牙質面を覆うこと．**CHAPTER 6**（P93）から詳しく解説！

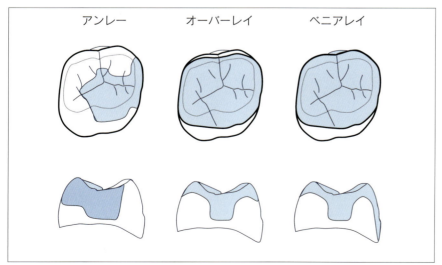

図1 Ferrarisの分類．

CHAPTER 1 オーバーレイ概論

Case 1：オーバーレイの典型的な臨床例

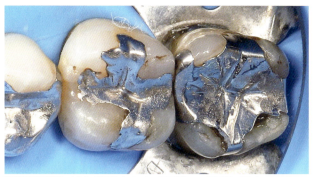
Case 1-1 ⑦に近遠心および頬側-口蓋側に及ぶインレーが認められる．

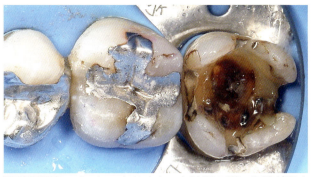
Case 1-2 インレーを外すと，各咬頭の薄い歯質が認められた．

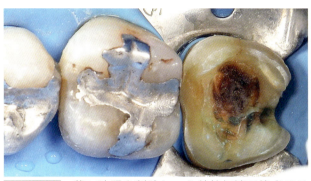
Case 1-3 薄い咬頭を削除し，う蝕検知液で染色すると，クラックおよび，う蝕を認めた．

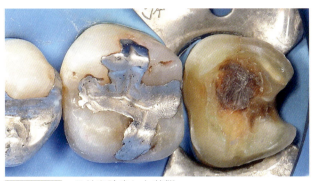
Case 1-4 う蝕を除去した状態．

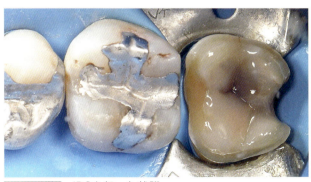
Case 1-5 IDSを行った状態．

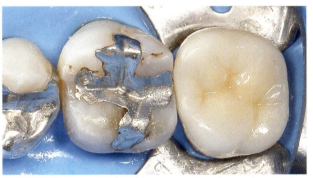
Case 1-6 ラバーダム防湿下でニケイ酸リチウムのオーバーレイをセットする．

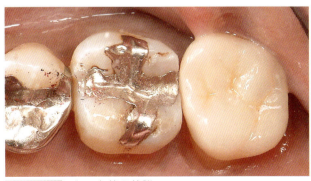
Case 1-7 セット後の状態．

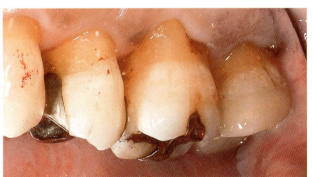
Case 1-8 頬側面観．歯冠の約1/2を被覆している状態が分かる．

19

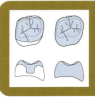

② フルクラウンより歯の削除量は大幅に少なくなる

　オーバーレイは基本的に歯肉縁上の形成であり，エナメル質を極力保存し，接着力を最大化することにより，歯質の保存および，歯髄への影響を最小限にする．歯肉縁上マージンであるため，印象採得は容易であり，ラバーダム防湿をしやすく，咬頭被覆が必要な接着修復に最適な方法だといえる．
　Edelhoffら[2]は，臼歯での各形成デザインの歯質喪失量を示している(図2)．形成デザインの種類は以下である．

１．接着アタッチメント，インレー，アンレー
・A２：接着アタッチメントボックス(オールセラミックス)
・A３：接着アタッチメントウィング/２つの溝(キャストメタル)
・I２：MOまたはDOインレー(オールセラミックス)
・I３：MODインレー(オールセラミックス)
・O：MODアンレー(オールセラミックス)

２．クラウン
・PC：パーシャルクラウン(オールセラミックス)
・HC：ハーフクラウン(オールセラミックス，大臼歯のみ)
・F１：フルクラウン(オールセラミックス)シャンファー
・F２：フルクラウン(オールセラミックス)ラウンデッドショルダー
・F３：フルクラウン(メタルセラミックス)．頬側：ラウンデッドショルダー，口蓋側：シャンファー

　それぞれの形成デザインに対する歯質の喪失率を図２に示す．クラウンになると途端に多くの歯質が失われることがわかる．アンレーつまり，**オーバーレイは歯質の喪失を40％程度に抑えることができ，咬頭被覆を必要とする歯への低侵襲な治療の選択肢となりうる．**

　人生100年といわれるこの時代，CR修復→インレー→クラウンの間に，オーバーレイという選択肢をもつことで，できるだけ歯の保存に努め，患者の口腔関連QOLをできるだけ長期間維持することを目的として，筆者はオーバーレイを多用している．

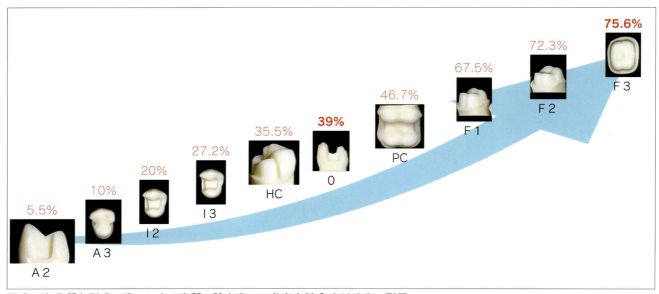

図２　各歯種と形成の違いによる歯質の除去率．＊参考文献２より改変・引用

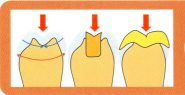

③ 大きな修復物を入れると天然歯とは異なる力のかかり方をする．オーバーレイはそれを回復してくれる

歯冠上部のエナメル質はドーム構造をしており，下部のエナメル質は象牙質をサポートするリム構造をしている（エナメルリム，ドーム構造の下の円周部分，**図3**）．ドーム構造は建築学などでもよく使われ，耐衝撃性が高いことがわかっている．

Milicichら[3]はperipheral rim theory（ペリフェラルリム理論）という荷重分布システムを示しており，以下のように述べている．応力分布の観点から見ると，咬合面のエナメル質とエナメルリムは別個の存在であり，エナメルリムの機能は，逆さにしたティーカップに例えることができる．

車を4つの倒立したティーカップに乗せてバランスをとることに成功するように，正しく荷重がかかると，壊れやすいティーカップは大きな荷重を支え，荷重をうまく床に伝えることができる．同じように，エナメルリムは歯根に荷重を伝える．修復物によってこの応力分散システムが破壊されたとき，歯がどのように機能不全に陥るかを考える必要がある．

これは単純なブリキ缶で考えることができる（**図4**）．缶は蓋がある状態だと，垂直・側方圧縮荷重を支えることができる．蓋を外した状態でも，それなりの垂直圧縮荷重を支えることができる．しかし，リムに横方向の圧縮荷重がかかると，簡単に歪んでしまう．円形の缶は楕円形にゆがみ，力がかかったところから90°の位置で変形の頂点が生じる．

歯でいうと隣接面にこれがあたる．これは単純化したイメージであるが，窩洞形成や，接着不良な修復物などでは缶の蓋がない状態に陥り，歯に側方圧が加わると歯の構造が変形する，と考えるとわかりやすい．

P19にも示した症例を**図5**に示す．クラックが無数に生じている．とくに隣接面，頬舌側に十字を描くようにクラックが生じており，黄色点線の部位は咬頭に対して水平にクラックが生じているように見える．インレーが入っていたことにより，ドーム状の構造が破壊され，残存歯質に応力が大きくかかっていたことが疑われる．このような状態に陥らないように，ドーム状の構造をオーバーレイで回復する必要がある．エナメル質と象牙質の違いや，力がかかったときの歯の状態を**コラム③**に示す．

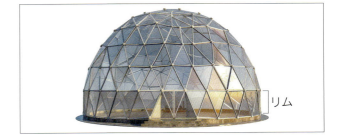

図3　エナメル質上部は象牙質を覆うドーム状の構造になっており，下部は象牙質を取り囲むリム構造になっている．

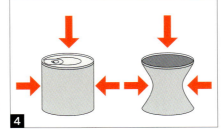
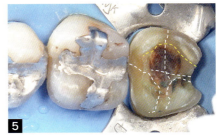

図4　缶の蓋がある状態は側方圧へも抵抗性があるが，蓋がなくなると側方圧への抵抗性がなくなる．窩洞形成した歯では同じような状態となる．
図5　クラックが無数に生じていることがわかる．とくに隣接面，頬舌側に十字を描くようにクラックが生じている．

21

コラム③　歯の組成・構造・力のかかり方を理解する！

1．エナメル質・象牙質の違い

図6に示すようにエナメル質と象牙質では組成が異なり，エナメル質は無機質が多く，水分が少ない．一方で象牙質は有機質や水分に富む組織となっている[4]．

次に，歯の断面を見てみよう．図7に下顎大臼歯の断面を示す．歯の断面をよく観察するとエナメル質外形と象牙質は相似形ではなく，象牙質の頂点から歯頸部にかけて象牙質は緩いS字カーブを描き，歯冠の上部はエナメル質が多く，歯冠の下部は象牙質の占める割合が多いことがわかる．

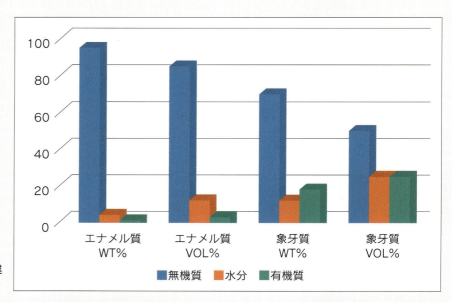

図6　エナメル質と象牙質の組成の違い．＊参考文献4より引用・改変

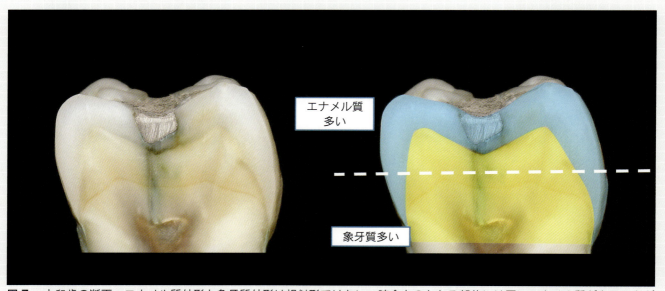

図7　大臼歯の断面．エナメル質外形と象牙質外形は相似形ではない．咬合力のかかる部位には厚いエナメル質があることがわかる．エナメル質と象牙質の割合は歯冠上部でエナメル質が多く，歯冠下部では象牙質が多くなっている．歯冠上部は硬くてもろいエナメル質が，下部は弾性に富む象牙質が多くなる．

2．歯への力のかかり方とDEJの役割

Wangら[5]は歯冠を1.5～2.5mmに切断し，力がかかった時に歯がどのような挙動を示すかを示している（**図8**）．この研究によると，咬合力がかかった時，エナメル質のひずみは象牙質よりもはるかに小さく，dentin-enamel junction（以下，DEJ）でひずみが急激に変化している．また，DEJに沿った部分のひずみは舌側，唇側ともに一様ではなく，ひずみは咬頭付近でもっとも小さく，咬頭から歯頸部までの中間点でもっとも大きくなる．また，2咬頭などの小臼歯では裂溝直下の象牙質部にひずみの集中が認められる．**図8**左図に示すようにひずみは歯冠中央部ではDEJ直下が大きく，中央部では小さい．

一方で歯頸部では中央部のひずみが大きくなっている．また，頰側に比べ舌側のひずみが大きくなっている．エナメル質への圧縮荷重はDEJを通じて，歯冠象牙質における水平荷重に変換される（**図8**左図矢印）．この伝達中に，エナメル質への垂直荷重を象牙質への水平荷重に変換する際，DEJにおいてストレス集中が発生するため，ひずみが大きくなる．

DEJに近くなると，エナメル質，象牙質の弾性率や，微小硬度が変化することが知られている．Meredithら[6]によると，エナメル質のヌープ硬さは表層からDEJにかけて低下し，象牙質のヌープ硬さはDEJから離れるにしたがい硬くなる．

Chanら[7]は，DEJのナノスケールの構造と機械的特性を以下のように報告している．DEJの機能的幅は，ヤング率および硬度の急激な変化が約10μmの範囲で観察され，透過型電子顕微鏡（TEM）観察では，DEJは約0.5～1μmの移行領域として確認された．電子顕微鏡像で微細構造を観察すると，DEJは象牙質とエナメル質の境界であり，厚さは約5μm．TEM像では，DEJは象牙質とエナメル質のハイブリッド構造で，コラーゲン線維がエナメル質側に浸透している．DEJの構造として，コラーゲン線維とハイドロキシアパタイトの混合構造をもち，象牙質とエナメル質の特性を兼ね備える．Chanら[7]は，エナメル質，DEJ，象牙質の脱水状態と再水和状態での曲げ強度を報告している（**図9**）．

Bazosら[4]はエナメル質内部，DEJ，象牙質外層（厚

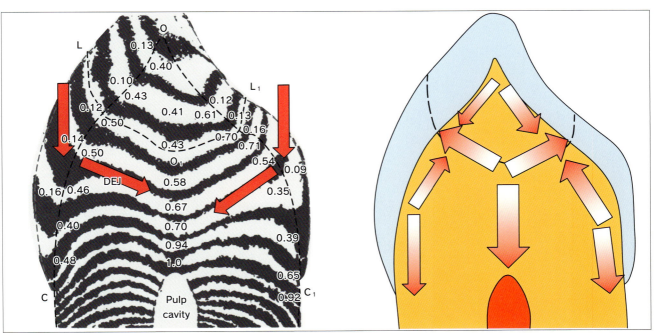

図8 L-L1の線上ではDEJ直下のひずみが大きく，歯冠中央部では小さい．歯冠中央部のひずみは歯髄に近くなるにつれて大きくなっている．DEJ直下でのひずみはL-L1の線付近とCEJあたりで大きくなっている．＊参考文献5より改変・引用

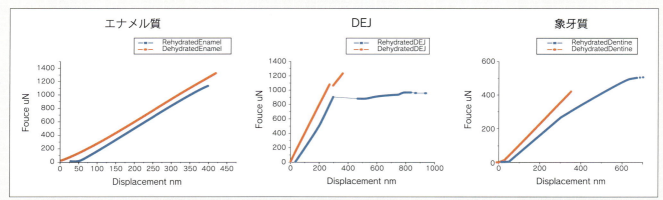

図9 エナメル質：エナメル質は降伏せずに弾性範囲内で直線的に応力が増加し，突然破壊する．象牙質の降伏機構：水和状態の象牙質では，負荷の増加にともない徐々に降伏が発生し，破壊前にクラック進展が抑制される．一方，乾燥状態の象牙質では，降伏挙動がほとんど見られず，エナメル質と同様に脆性的に破壊した．DEJの挙動：乾燥状態では，エナメル質と似た挙動を示し，弾性範囲内で直線的に応力が増加し，突然破壊した．水和状態では，象牙質と類似し，降伏挙動が確認された．負荷に対して非線形な変形を示し，クラックが進展する前に塑性変形が発生し，破壊が抑制された．DEJがクラックの致命的な進展を防いでいるようであると考察している．＊参考文献7より改変・引用

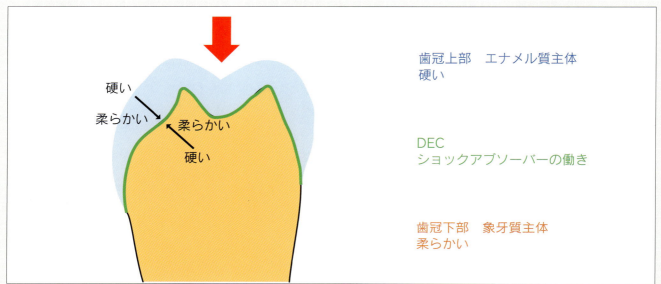

図10 エナメル質，象牙質ともに硬さは均一ではなく，DEJに向かうにつれて柔らかくなる．DEJとマントル象牙質を含めたDECはショックアブソーバーの働きをしている．

さ約150μm，象牙質形成の初期に合成されるマントル象牙質）を含めdentin enamel complex（象牙質エナメル質複合体；以下，DEC）と呼んでいる．

Imbeniら[8]はDEJの破壊靭性は，エナメル質よりも約5～10倍高く，しかし象牙質よりも約75%低い，DEJの高い破壊靭性は，エナメル質からの亀裂伝播を防ぐための重要なメカニズムであることを示している．Milicichら[3]は，DEJはコラーゲン含有量が多いため（コラーゲンとミネラルがそれぞれ約50%，象牙質はコラーゲン30%，ミネラル70%），弾性力があり，エナメル質と象牙質の間でマイクロ圧縮を許容し，これにより高弾性率をもつ外側のエナメル質が垂直荷重を直接歯根に伝達することができると述べている．これらのことから，DEJ付近のDECは，ショックアブソーバーの働きをしており，重要なことがわかる（図10）．

歯への力のかかり方は複雑

Magneら[9]は有限要素法を用いた臼歯部の応力分布について報告している．

図11dに示すように垂直的に力がかかった場合には，主に圧縮応力が発生し，わずかな引張応力が非機能咬頭の外表面や髄腔天蓋に認められる．しかし，側方運動時（作業側，2点接触）では，機能咬頭は主に圧縮応力にさらされており，非機能咬頭の一部（上顎の頬側表面や下顎の舌側表面）は引張応力が発生している．とくに下顎の中央溝には高い引張応力が観察され，下顎頬側の髄角や上顎の口蓋側の髄角にも顕著な引張応力が認められる．

側方運動（作業側，1点接触）では，下顎の舌側咬頭が接触を避けるように形状がわずかに変更されており，頬側咬頭のみが接触している．この場合，下顎の舌側表面に非常に高い引張応力が発生しており，頬側の髄角にも圧縮応力が確認される．側方運動（平衡側，1点接触）では非機能咬頭のエナメル表面が圧縮応力を受けている一方で，機能咬頭の多くの部分が引張応力にさらされる．とくに，上顎の中央溝に高い引張応力が発生している．

また，下顎の舌側の髄角や上顎の頬側の髄角にも引張応力が認められる．

図12に下顎臼歯の舌側咬頭における単一接触の作業側負荷の状態を示す．

- C（Compression）：図中で赤い破線→舌側咬頭の象牙質は斜め方向に圧縮され，この圧縮が咬頭を内側に押し込む形で働いており，舌側のエナメル質が引き伸ばされている．
- T（Tension）：圧縮によって，外側のエナメル層が伸展され，引張応力が発生している．これは，圧縮がエナメル層に伝わり，咬頭が「外向きに引っ張られる」ような効果をもたらすことを意味している．この研究では，機能咬頭が圧縮応力によって保護されていること，非機能咬頭が引張応力を受けやすいことを示している．これらの力のかかり方で歯が破壊されないように抵抗しているのが，隆線などの構

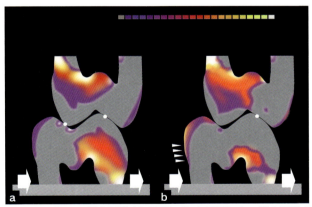
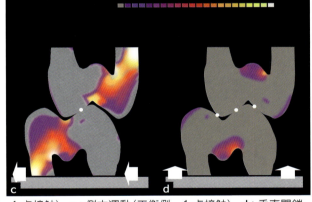

図11a〜d　a：側方運動（作業側，2点接触），b：側方運動（作業側，1点接触），c：側方運動（平衡側，1点接触），d：垂直閉鎖．
＊参考文献9より改変・引用

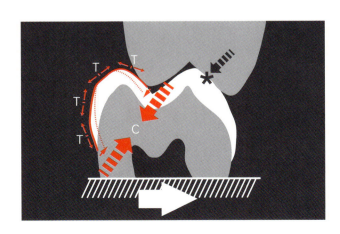

図12　単一接触の作業側負荷．＊参考文献9より改変・引用

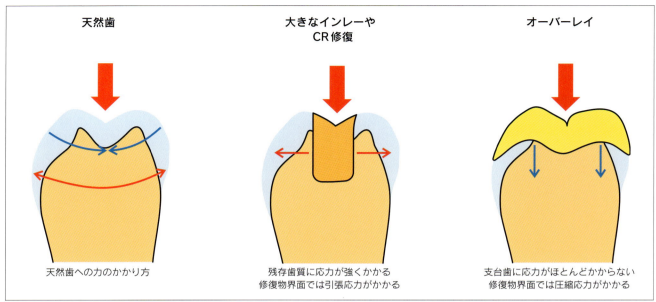

図13 大きな修復物を入れると残存歯質のたわみが大きくなる．オーバーレイを入れることにより，ドーム構造を回復する必要がある（赤矢印：引張応力，青矢印：圧縮応力）．

造であり重要なことがわかる．前述したように歯の構造を除去することはこれらのバランスを崩すことになる．

簡単なイメージで表すと図13のようになる．大きな修復物を入れると，残存歯質がたわむ状態になり，オーバーレイを入れることにより天然歯のような歯冠上部のドーム構造を回復できるとイメージすると良い．

支台歯への応力集中が問題となっていたと思われる症例を Case 2 に示す．

「6 にアンレー修復を認める Case 2-1 ．舌側咬頭は薄く残存しており，二次う蝕が生じ，オーバーレイで修復することとなった．アンレーを除去途中の状態を Case 2-2 に示す．舌側ではアンレーとセメントの隙間があり，その他部位では隙間はないように見える．裏層してあると思われる部位を少し削り，練成充填器で力を入れるとアンレーは容易に除去することができた．歯質にはCRや，レジンセメントは残っていない状態であった．薄く残った舌側歯質に応力が加わり，舌側の歯質がたわむ状態になり，内部でセメントの剥離などが生じた可能性が高い Case 2-3 ．

Case 2：支台歯への応力集中が問題となっていたと思われる症例

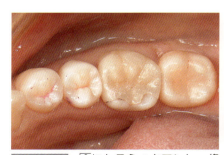

Case 2-1 「6 にセラミックアンレー修復を認める．近心舌側の歯質とアンレーに隙間を認める．

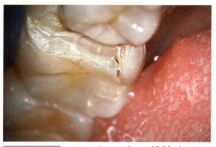

Case 2-2 アンレーを一部除去すると，舌側歯質との間に隙間，およびう蝕を認めた．

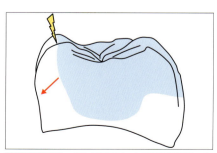

Case 2-3 薄く残存した舌側歯質に力がかかり，歯質がたわんでセメントの剥離や二次う蝕が生じた可能性が高い．

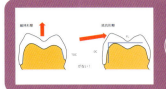

④ 維持形態や抵抗形態がないので，接着が命！ 取れそう？ ちゃんと治療すれば取れません！

一般的にクラウンは，脱離しないようにするために十分な維持・抵抗形態を有することが重要とされている（**図14**）[10]．

- **維持形態**：修復物の装着方向と一致した向きに作用する修復物を脱離させる力に対して，その脱離を防止する形態．
- **抵抗形態**：装着方向以外の向きに作用する力に対して，その離脱を防止する形態．

維持形態，抵抗形態を適切に得るためには，total occlusal convergence（TOC：対向する長軸がなす角，つまりテーパー）が10°〜20°が理想的であり，臨床的には16°が最適，OC/FL（Occlusal Cervical/Facial Lingual）0.4以上が望ましく，支台歯の高さは3 mm（前歯・小臼歯），4 mm（大臼歯）が必要とされている．しかし，オーバーレイでは，隣接面のTOCには配慮ができるが，OC/FL，支台歯の高さは望めない．つまり，強固な接着頼りの修復になるということである．そこで接着に適した形態，接着力を最大化する接着操作が必要となる．

古い従来型の接着形成は**図15**に示すような形成が行われてきた．

従来の形成では象牙質の露出が多く，支台歯の高径が取れないため，グルーブの形成などがなされている．しかし，現在の支台歯形成は大きく変化し，健全歯質の削除を最小限にとどめ，象牙質の露出を少なくし，エナメル小柱を接着に有利な方向にカットし，エナメル質の被着面積を広げた形成となっている（**図16**）．このような形成を行うことでエナメル質への接着面積を最大化することにより，簡単には脱離しない修復物となる．

筆者はオーバーレイを本格的にしはじめて7年目になる．まだ短い経過ではあるが，脱離は一度も経験していない．

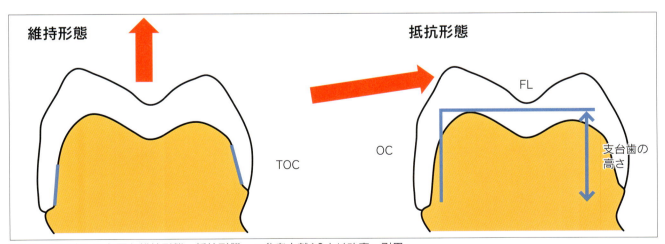

図14 クラウンに必要な維持形態，抵抗形態．＊参考文献10より改変・引用

オーバーレイ修復　超入門

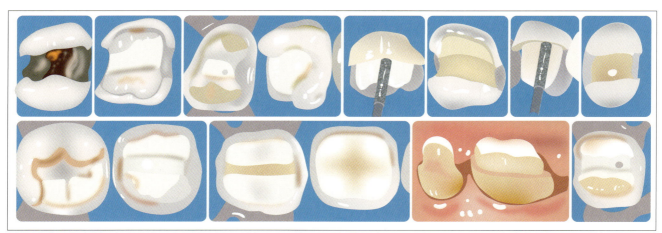

図15　古い従来型の接着形成．象牙質の露出が多く，エナメル質は削られてなくなっている．＊参考文献11より改変・引用

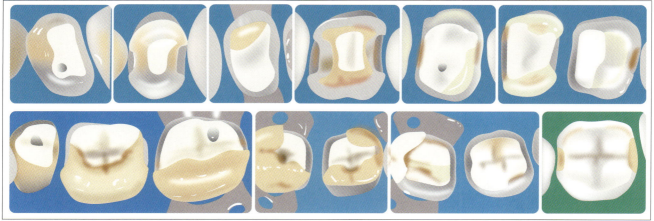

図16　新しい形の接着形成．象牙質の露出が少なく（実際にはIDSをするため露出しない），エナメル質が多く残存しており，エナメル質の露出面積が広い．＊参考文献11より改変・引用

窩洞に対する修復処置選択

　筆者の窩洞に対する修復処置のおおまかな選択を示す（**図17**）．

　修復の際は，窩洞幅，窩洞深さ，窩洞位置，片側か/両側か，片側の窩洞の場合，反対側隣接面のクラックの有無，これらから修復物を決め，審美性を考えた時の頬側マージン位置を最終的に決める．

　筆者は，インレーを行わないため，CR充填，アンレー，オーバーレイ，フルクラウンという選択をしている．

CHAPTER 1 オーバーレイ概論

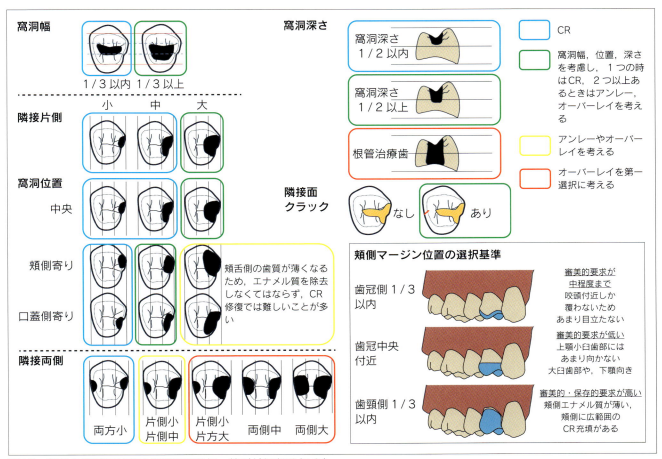

図17 筆者の窩洞に対する修復処置選択．特別付録参照（P8）．

コラム④　オーバーレイなどの部分被覆冠は予後が悪い？

　オーバーレイなどの部分被覆冠は予後が悪いのか？全部被覆冠のほうがイメージとして長持ちしそうと思っている読者の方も多いのではないだろうか？　とくに，ニケイ酸リチウムなどのガラスセラミックスは臼歯部では破折や，脱離が起こるのではないかという疑問が生じる．

　その疑問に対して，長期に予後を観察した論文を紹介する．Malamentら[12]は1人の補綴医が行った16.9年後のデータを解析した前向き研究を報告している．738人（男性302人，女性436人），2,392個（1,782：全部被覆冠，610：部分被覆冠）のIPS e.max Press（以下，e.max）の予後で，クラウンのマージンは1.5mm，シャンファーまたは，ショルダー，e.max処理：4.5％フッ化水素酸→シランカップリング，支台歯処理：38％リン酸エッチング→Gluma（クルツァージャパン）→ボンディング→Variolink Ⅱ（イボクラールビバデント）でセット，光照射という手順で行い，修復物の失敗の定義は，修復物が破折し，再製作を余儀なくされた場合で，脱離した修復物は記録されていない．

　結果として，全部被覆冠，部分被覆冠，性差，歯種，上下顎の差，年齢，修復物の厚み（1mm以上，1mm未満の部位あり），これらで有意差がなく，16.9年の累積生存率は96.49％（全部被覆冠：96.75％，部分被覆冠：95.27％）であったことを報告している．破折は2,392本中22本で，ほとんどの破折（17/22）は5.6年以内に，発生し，その後7.9年までで5本であり，その後7.9〜16.9年ではさらなる破損は認められなかった．

　この報告からe.maxにおける部分被覆冠の長期予後は，適切な処置をすればかなり安定していることがわかる．

Beierら[13]は,臼歯部インレー,アンレーの長期予後を比較している.213本のアンレー(38.9%),38本の1面インレー(6.9%),141本の2面インレー(25.8%),155本の3面インレー(28.3%)が対象で,そのうち9本(1.6%)が無髄歯で,40人(33%)の患者でブラキシズムがあった.ブラキシズムは,問診と行動の視覚的観察によって特定されている.

インレー,アンレーの生存率を表1に示す.失敗の主な原因は,二次う蝕(29.6%),セラミックスの破損(25.9%)で,ブラキシズムが存在しても失敗率の増加は認められないが,無髄歯においては失敗率が増加することが報告されている.また,失敗の半数以上は象牙質に対するボンディングが行われていない修復に認められた.

この論文ではガラスセラミックスの種類がわからないことと,セラミックスに対する処理の記載がないこと,アンレーが咬頭をいくつカバーしているかはわからない,IDSをしているかわからないことなど,記載がないところがあるが,象牙質に対するボンディングは大切であり,インレー,アンレーの生存率は高いことがわかる.

また,Naikら[14]は,インレー,アンレー,オーバーレイのシステマティックレビューを報告している.ここでのアンレーは1つ以上の咬頭で,すべては覆わない,オーバーレイはすべての咬頭を覆う修復物となっており,レジン,ガラスセラミックス,長石系セラミックスを調査している.

失敗の主な原因は,破折(6.2%),歯内治療の問題(3%),二次う蝕(1.7%),脱離(0.9%)で,レジンの5年生存率は86%,長石系セラミックス90%,ガラスセラミックス92%,レジンの10年生存率は75%,長石系セラミックス91%,ガラスセラミックス89%となっており,セラミックスの部分被覆冠はレジンよりも優れている.5年後のガラスセラミックスは長石系スセラミックスよりも優れているが,10年後には逆転する.

これらの論文からも,臼歯部ガラスセラミックスの生存率は高く,適切な接着をすれば長期的に安定した予後を期待できることがわかる.

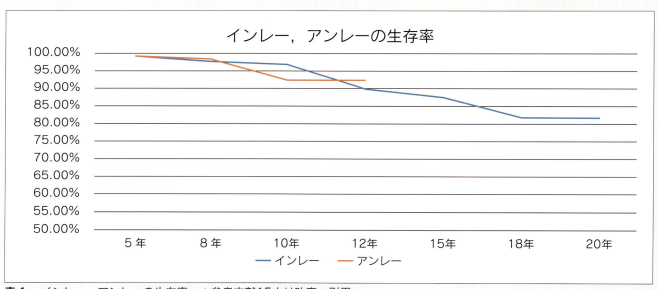

表1　インレー,アンレーの生存率.＊参考文献15より改変・引用

CHAPTER 2

オーバーレイの選択基準

こんなときは**オーバーレイ**を考えよう！

① 窩洞が「広い」,「深い」,「歯質が薄い」

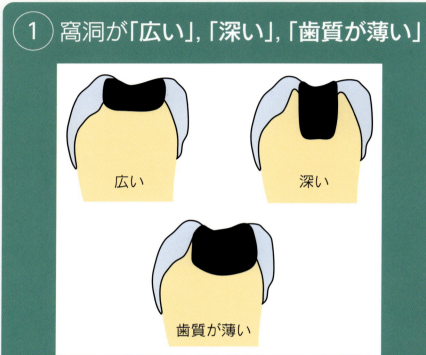

広い / 深い / 歯質が薄い

② 象牙質に及ぶ亀裂がある

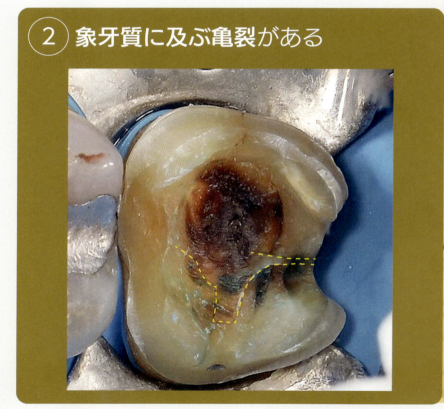

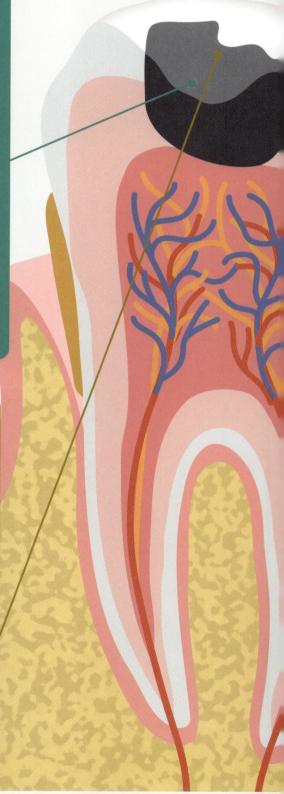

③ **辺縁隆線が両方ない**（削ったらなくなる，薄い）

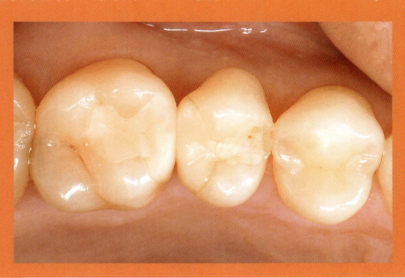

④ 根管治療歯で**歯質が比較的残っている**．クラウン形成を行うと**歯質が薄くなる**場合

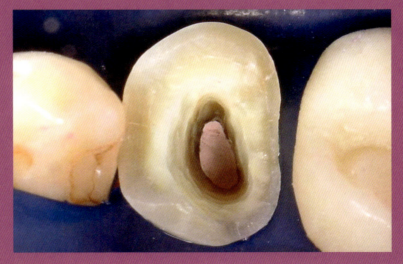

オーバーレイ修復　超入門

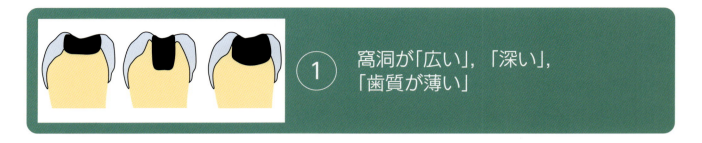

① 窩洞が「広い」,「深い」,「歯質が薄い」

　この3つのチェックポイントはオーバーレイにするかを判断するうえで非常に重要だと考える．筆者は以下の3つの数値をオーバーレイの基準のひとつとしている(**図1**).

窩洞が広い：＞2mm（2mmを超える）
窩洞が深い：4mm以上
歯質が薄い：2〜3mm未満

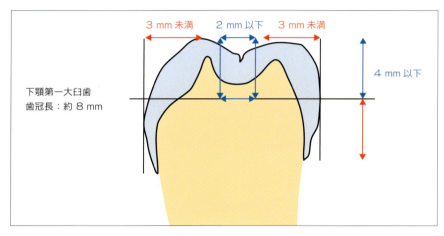

図1 オーバーレイを検討する3つの基準．

　次ページの**コラム⑤**に歯の大きさの数値を示す．歯の大きさと窩洞幅，深さ，歯質の厚みの基準を考えたとき，おおまかには「窩洞が咬頭間の1/3，歯冠長の1/2を超えたらオーバーレイを考える」と覚えておくと良い(**図2**).

　次に窩洞の幅，深さ，厚みについて考察する．

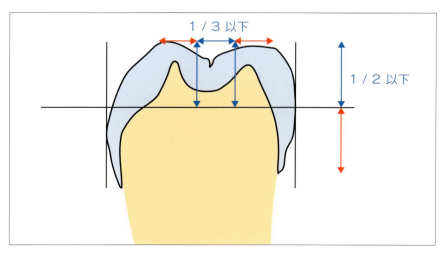

図2 窩洞の基準．青の範囲を超える窩洞はオーバーレイを考える．

コラム⑤　そもそも臼歯の大きさはどのくらい？

解剖学の教科書の数値を**表1**に示す[1]．基準値と照らし合わせると，歯冠長は大体8mmないくらいなので，4mmを超えると歯冠の半分を超えてしまう．

表1 臼歯の大きさ．＊参考文献1より改変・引用

	部位	歯冠長(mm)	近遠心幅(mm)	頬舌幅(mm)
上顎	第一小臼歯	8.4	7.3	9.4
	第二小臼歯	7.6	6.9	9.3
	第一大臼歯	7.2	10.6	11.8
	第二大臼歯	7.0	9.6	11.6
下顎	第一小臼歯	8.4	7.1	7.7
	第二小臼歯	7.7	7.4	8.3
	第一大臼歯	7.9	11.4	10.8
	第二大臼歯	7.2	11.6	10.9

窩洞が広い

図3に示すように，同じ深さだとしても窩洞の幅が広がると咬頭の残存歯質の厚みは薄くなる．Meiら[2]は，**図4**に示すようなインレー，アンレーを装着後，力がかかった時の象牙質へのピークストレスを示している．**図5**に示すようにインレーの幅が大きくなるほど斜めに力がかかった時の象牙質へのストレスが増えることがわかる．

また，Mondelliら[3]はCR修復とセラミックインレー修復の窩洞幅による破壊強度を比較している．**図6**に示すようにCR修復とインレー修復ともに咬頭頂間の窩洞幅が増すほど破壊強度が低下することがわかる．**図7a**に示すように上顎小臼歯〜大臼歯の咬頭間距離は約6〜7mm程度であり，この1/3ということは小臼歯でも大臼歯でも2mm程度までが限度であることがわかる．2mmの窩洞を**図7b**に示す．2mmの範囲というのはかなり狭いことがわかる．

修復物周囲の薄い辺縁隆線やアマルガム修復など，接着していない歯，歯質削除量の多い歯では，歯が非生体模倣的に動き，P5**図2〜4**に示した症例のようにクラックなどを引き起こす可能性がある．大きな窩洞が形成されると修復後の歯への力のかかり方に変化が生じる．

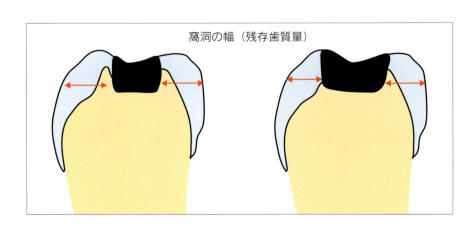

図3 窩洞の幅（残存歯質量）．

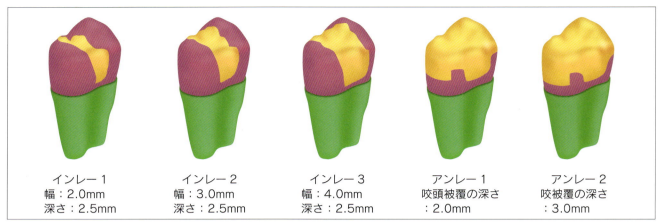

図4 幅の違うインレーと咬頭被覆の深さの違うアンレーを比較している．＊参考文献2より改変・引用

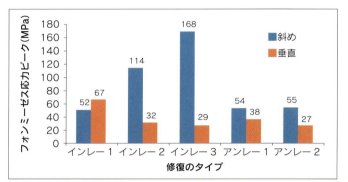

図5 インレーの幅が増すほど斜めに力がかかったときの象牙質へのストレスが増える．＊参考文献2より改変・引用

グループ	窩洞幅	修復方法	破壊強度（±SD）
I	1/4	CR修復	187.65±10.782
II	1/3	CR修復	143.62±6.685
III	1/2	CR修復	74.10±7.040
IV	1/4	インレー修復	164.22±7.856
V	1/3	インレー修復	101.92±9.311
VI	1/2	インレー修復	50.35±9.933

23.5%　60.5%
37.9%　69.3%

図6 CR修復とインレー修復ともに窩洞の幅が増すほど破壊強度が低下することがわかる．＊参考文献3より改変・引用

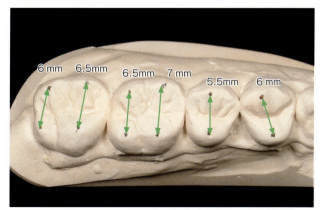

図7a 模型で計測した上顎小臼歯，大臼歯の咬頭間距離．

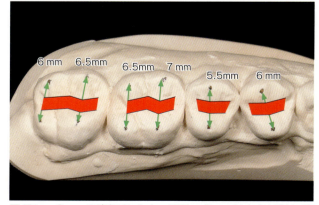

図7b 2mmの窩洞のイメージ図．2mmはかなり狭い範囲であることがわかる．

咬頭の厚みが2〜3mm未満

Roccaら[4]は，歯質の厚さが1mmまたはそれ以下の場合に咬頭被覆を推奨している．中間の厚さ（1〜2mm）の場合，咬合状態，歯の位置，パラファンクションの存在，側方誘導の種類（犬歯誘導またはグループファンクション）などを考慮し決定するとしており，明確な答えはないようである．機能咬頭では2mm，非機能咬頭では3mm以上必要という考え方や，生活歯では2mm，失活歯で3mmという考え方もある．

筆者は2〜3mmを基準としているが，後述する窩洞深さやクラックの有無，側方運動など，総合的に考えて被覆する咬頭を決定している．厚みがあったとしてもクラックが入っているエナメル質は保存するに値しない場合もある．図8fに示すような薄いエナメル質は必ず除去しなくてはならない．

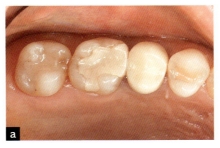
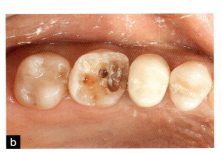
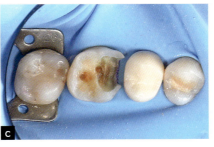
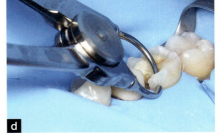
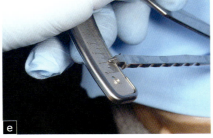
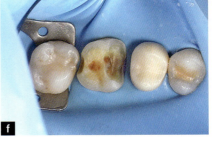
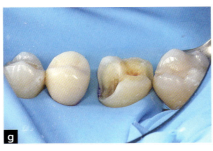
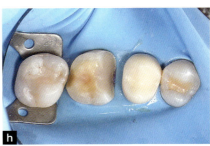

図8a ⑥にインレーおよび二次う蝕を認める．
図8b インレー，裏層を除去するとう蝕が認められた．近心歯頸部エナメル質にはクラックを認めた．
図8c ラバーダム防湿をして近心のう蝕を除去した状態．
図8d 歯質の厚みを計測する．
図8e 近心は頬舌側ともに歯質の厚みが1mm程度であった．
図8f 遠心のう蝕，近心の薄いエナメル質を除去し，形成を終えた状態．
図8g 形成後の頬側面観．
図8h IDS後の状態．

窩洞の深さが4mmを超える

窩洞の深さが4mmを超えると，歯の下部のエナメル質に窩洞が広がる．歯頸部のエナメル質はエナメル小柱が不規則で，この領域のエナメル質にはベベルを付けるべきではなく，必要に応じてdeep margin elevation（DME；**コラム⑥**）を行う．また，形成が歯頸部に及ぶことによりエナメル質は薄くなる（**図9**）．咬合面から見たエナメル質はエナメルリングともいわれる．エナメルリングの厚みがどれくらいあるかも接着にとっては重要な要素である．

Forsterら[5]は，MODの窩洞深さと幅を変化させ，CR充填を行い，破折抵抗を調べている．**図10**に示すようにCR充填では5mm以上の深さの窩洞は効果的に修復することができないことが示されている．Fennisら[6]は，**図11**に示すような修復を行った場合，口蓋咬頭を被覆したものは55%が破折に耐えたが，被覆していないものは破折に耐えたのが20%のみだったことを示している．窩洞が深く，壁が薄くなると咬合時に咬頭が破折するリスクが増えるため，高さを減じ，咬頭被覆を行う必要があると考える（**図12**）．

患者の金銭的な問題から，深く，大きな窩洞に対してCR充填した後，**図13**のようにCRの重合収縮によるエナメル質のクラックを生じた症例を経験した．歯質の厚みが薄い場合，厚みがあっても窩洞が深い場合，辺縁隆線を失っている場合，象牙質に至るクラックが生じている場合などは，歯への力のかかり方や重合収縮応力の緩和などを考慮し，オーバーレイを選択したほうが将来的な再治療のリスクを回避できる可能性が高くなると考える．

コラム⑥　DMEとは？

Deep margin elevation（DME）とは，歯肉縁下欠損のマージンラインを直接修復で歯肉縁上まで移動する治療方法である．クラウンレングスニングを回避することができるが，歯肉縁下でのマトリックスの適合が難しいため，筆者は基本的には行わない．

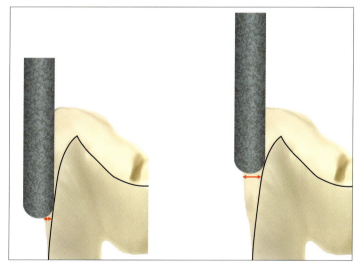

図9　窩洞が深くなるとエナメル質の厚みは薄くなってしまう．

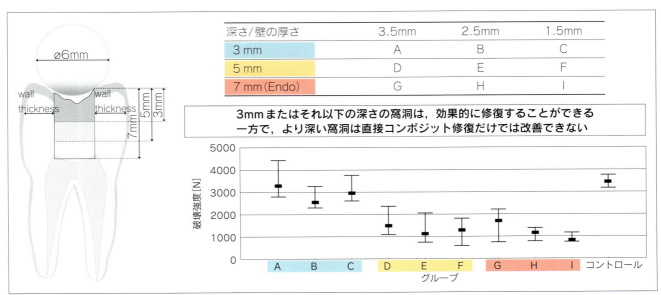

図10 3 mm以下の窩洞ではCRによる修復が可能だが，窩洞が深くなるにつれてCR修復では破壊強度を改善することはできない．＊参考文献5より改変・引用

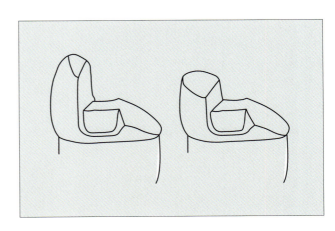

図11 口蓋咬頭を覆う場合とそうでない場合．＊参考文献6より改変・引用

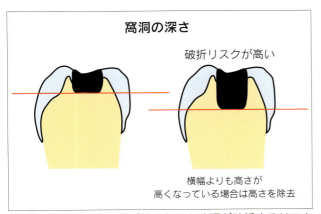

図12 窩洞が深く，壁が薄くなると咬頭が破折するリスクが増えるため，高さを減じ，咬頭被覆を行う必要があると考える．

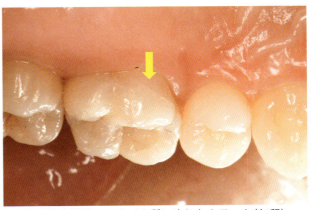

図13 CR充填後，エナメル質に生じたクラック（矢印）．

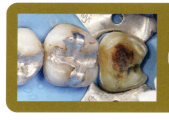 ② 象牙質へ及ぶ亀裂がある

インレーなどの隣接面で視認できることも多い．象牙質まで達しているかは，患者の既往歴（冷痛，甘味痛，咬合痛）の聴取も大切である．

図14a, bにアンレー近心のエナメル質に生じたクラックを示す．患者は冷水痛を生じていた．

また，**図15a**に大きなCR修復がなされた歯を示す．遠心の辺縁隆線にクラックを認め，近心頰側エナメル質が剝離しかけている．**図15b**に示すように遠心に生じたエナメル質のクラックを追っていくと，象牙質にもクラックは及んでおり，dentin enamel junction（以下，DEJ）に沿って水平的にも伸展していた．このような象牙質に及ぶクラックは修復物で被覆する必要があると考える．

図16a, bに別の症例を示す．咬合面-口蓋のインレーが装着されている．インレー遠心，口蓋にクラックが生じている．修復物，裏層，う蝕を除去すると遠心および口蓋に象牙質に及ぶクラックを認めた（**図16c**）．口蓋遠心咬頭はほとんど象牙質がなく，残存しているのはエナメル質が主であり，口蓋遠心咬頭自体が破折するような力がかかっていたことがうかがえる．

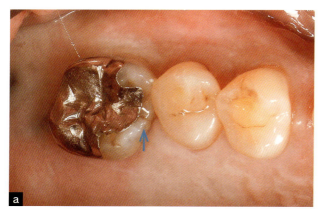
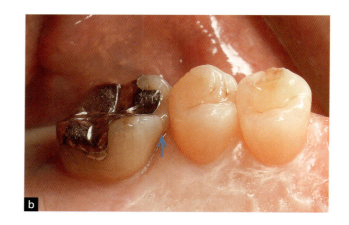

図14a, b ゴールドアンレー近心に生じたクラック（青矢印）．

CHAPTER 2　オーバーレイの選択基準

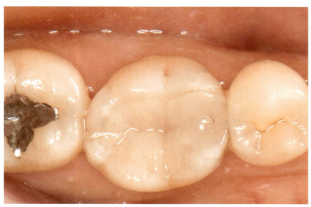

図15a　6｜遠心の辺縁隆線にクラックを認める．近心頰側のエナメル質が剥離しかけている．

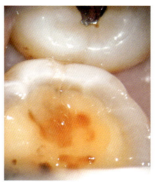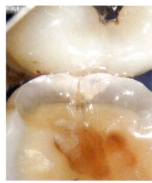

図15b　遠心に生じたエナメル質のクラックを追っていくと，象牙質にもクラックは及んでおり，DEJに沿って水平的にも伸展している．

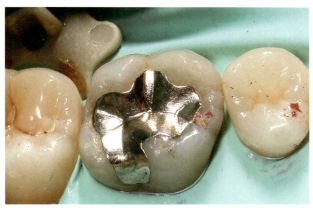

図16a　6｜咬合面-口蓋のメタルインレー修復を認める．遠心の辺縁隆線が薄く，口蓋遠心咬頭のインレーと歯質の境あたりのエナメル質はチッピングしている．

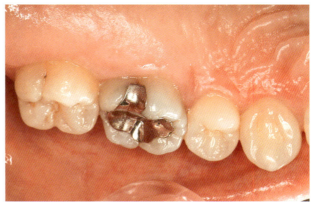

図16b　口蓋中央部ではインレー辺縁から歯頸部にかけてのクラックを認める．また，内部のう蝕が疑われる．

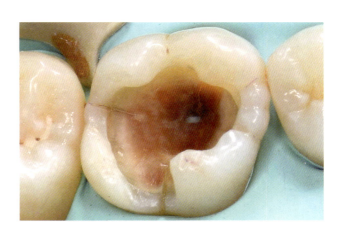

図16c　修復物の除去後，遠心および口蓋で象牙質に到達するクラックを認めた．

41

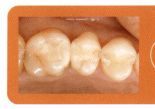

③ 辺縁隆線が両方ない（削ったらなくなる，薄い）

　Magneら[7]は有限要素法でMO，SLOT（つながっていないMO，DOの窩洞），MODの窩洞を形成したときと，その後CR充填し，150Nの力を与えたときの歯のたわみを報告している．その結果，健全歯ではたわみが2.7μmだが，**表2**に示すようにMODの窩洞では歯のたわみが大きくなり，CR充填をしたとしても他の窩洞よりもたわみが残ることがわかる[7]．

　また，Reehらは抜去歯に髄腔開拡，拡大形成，根管充填をしたものの各ステップ，MOD，咬合面，2窩洞を形成した歯のたわみを報告している（**図17**）[8]．やはり，MOD窩洞を形成すると歯の剛性は極端に下がることがわかる．**図18**のようにMOD窩洞になると歯のたわみを増加させるリスクがあることがわかる[9]．

　窩洞形成され，適切な接着がなされていない場合（たとえばアマルガム）は歯冠にクラックが入りやすくなり，窩洞が大きくなれば力のかかり方が変化して**図14〜16**に示したような咬頭の破折や，クラックが生じる可能性がある．辺縁隆線や咬頭のつながり（斜走隆線）などが除去されることは歯のたわみを増加させるリスクとなる．修復処置を行う際は，歯が本来備えている荷重分散システムを壊さないように，また，すでに失われた荷重分散システムを再構築するような修復処置に努める必要がある．

表2 Magneらによる歯のたわみの報告．MOD窩洞では歯のたわみが大きくなることがわかる．＊参考文献7より改変・引用

	Prep	Composite filling
MOの窩洞	5μm	3.5μm
SLOT（MO + DO）の窩洞	5.4μm	3.8μm
MODの窩洞	179.4μm	6.9μm

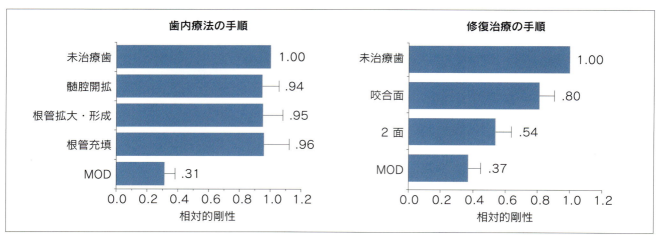

図17 根管治療ではあまり歯の強度は低下しないことがわかる．＊参考文献8より改変・引用

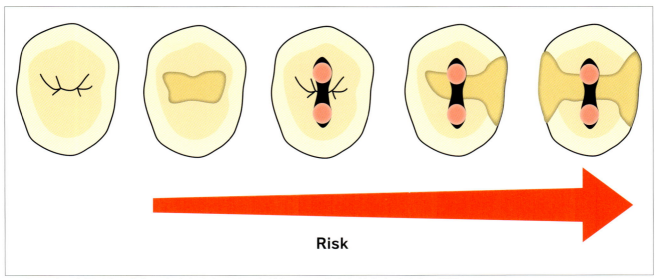

図18 MOD窩洞は歯のたわみを大きくするリスクがある．＊参考文献9より改変・引用

Case 3 ： |6，|7にアンレーを認める症例

|6は両側の辺縁隆線が失われており，|7は遠心の辺縁隆線部のエナメル質がわずかに残存しているものの，咬頭の歯質が薄く，アンレー下にはう蝕も認められる Case 3-1，2．|6遠心頬側咬頭は残す選択肢もあるが，矯正治療後の咬合接触の改善も目的としていたため，オーバーレイとした Case 3-3，4．

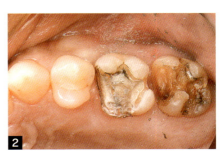

Case 3-1，2　1：|6，|7にアンレーを認める．2：アンレー除去後の状態．|7ではアンレー下にう蝕を認める．

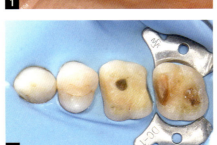
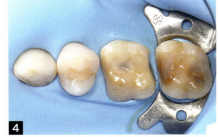

Case 3-3，4　3：咬合面を形成し，クリアランスの確認をした後にラバーダム防湿を行う．4：う蝕を除去，形成しIDSを行った．

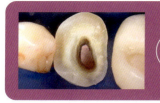 ## ④ 根管治療歯で歯質が比較的残っている．クラウン形成を行うと歯質が薄くなる場合

　根管治療を成功させるためには，根管治療の質だけでなく，修復・補綴処置の質も重要となる．また近年，歯内療法でもMIな治療が求められており，歯根破折を生じさせないためにも，歯頸部の象牙質を保存することが重要とされている．

　根管治療の失敗や歯根破折の原因となりえるものは**図19**に示すような項目が挙げられる．根管治療と修復・補綴処置，両方で重複するのが歯質の無駄な削除である．

　図20に示すように旧来の根管治療では，根管上部の大きな拡大や，大きなテーパーのNi-Tiファイルの使用などが行われてきた．しかし現在，Ni-Tiファイルの金属特性の進化もあり，根管上部の削除量を抑えたNi-Tiファイルが多く販売されているため，旧来の根管治療に比べ，最小限の根管形成を行えるようになった．

　また，残存歯質が多く残っている場合，フルクラウンではなく，オーバーレイにすることにより，**図20**のように残存歯質量が増えることがわかる．

　なお，自分で初回治療を行う場合は，髄腔開拡もなるべく小さく行うことにより歯質の保存が可能である．**図21**に示すようにクラウン，オーバーレイともに髄腔開拡を無駄に大きくすると残存歯質は薄くなるため，最小限の髄腔開拡，上部拡大を心がけたい．

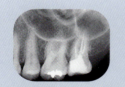

基本原則が守られていない

三次元的根管治療ができていない

歯質を無駄に削除している

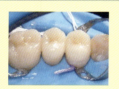

不適切なポスト

不適切な修復，補綴処置

図19　根管治療の失敗や歯根破折の原因となりえる項目．歯質の無駄な削除は根管治療，修復・補綴処置ともに気をつけなければならない．

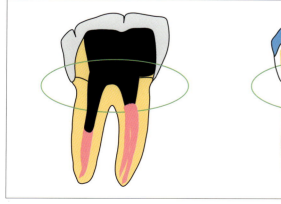

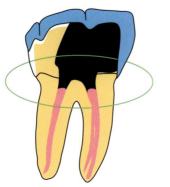

図20　左：旧来の根管治療＋メタルコア＋フルクラウン，右：最近の根管治療＋レジンコア＋オーバーレイ．重要な歯頸部の残存歯質量が大きく異なることがわかる．

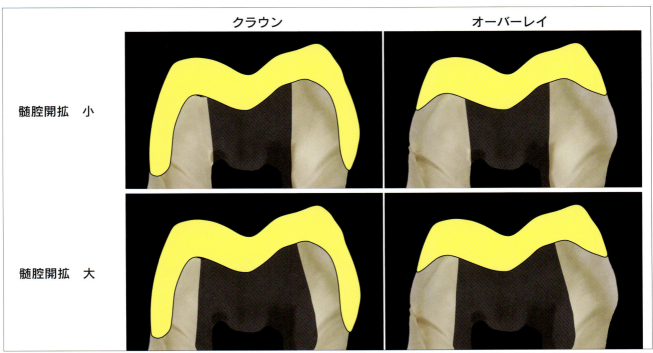

図21 髄腔開拡の大きさとフルクラウン，オーバーレイでの残存歯質の厚みの違い．上は最小限，下は大きな髄腔開拡の場合を示す．

　Sorensenらは，根管治療をした1,273歯の歯冠内補強（ポストや，ダウエルコア）の有無，歯冠被覆の有無，歯のアーチポジションを考慮し，歯内療法の成功率を報告している[10]．結果として上下顎前歯部は，歯冠内補強の有無，歯冠被覆の有無，ともに成功率に差はなかった．しかし臼歯部では，上下顎小臼歯，大臼歯で歯冠内補強の有無での成功率に差はなかったものの，咬頭被覆（クラウンやアンレー）をしているもののほうが成功率は高かったことが示されており，臼歯部では咬頭被覆が必要であると考えられる．古い論文ではあるが，この論文ですでに，ポストスペースや修復処置で歯質を過剰に除去することは避けるべきであるということが示されている．

根管治療後にオーバーレイを選択した治療例

　根管治療後にオーバーレイを選択した治療例を示す．Case 4-1 に初診時のデンタルエックス線写真，Case 4-2 に口腔内写真を示す．根管治療は終了しているが，仮封が外れ，しばらく経過した状態であり，デンタルエックス線写真で根尖部には透過像が認められた．この歯に対してファイバーポストを使用してコアを築造し，フルクラウンを装着した場合の想定を Case 4-3，4 に示す．フルクラウンの形成を行った場合，頬舌側の歯質はなくなり，壁が残るのは，近心歯頸部にわずかである．

　Case 4-5 に再根管治療終了時のデンタルエックス線写真を示す．遠心根の根尖部の湾曲を適切に追従できている．根管治療後約3か月のデンタルエックス線写真 Case 4-6 で根尖部の透過像は消失傾向にある．フルクラウン，オーバーレイについて説明し，患者は色調よりも歯質の保存を希望され，オーバーレイを選択されたため，オーバーレイでの修復処置を行った Case 4-7，8 ．

　1年後の口腔内写真，デンタルエックス線写真を Case 4-9～11 に示す．フルクラウンを想定した Case 4-3，4 に比べ，近心，頬舌側歯頸部の歯質が保存されていることがわかる．フルクラウン形成は前述したように多くの歯質を削除することになる．また，形成は歯の最大豊隆部を超えると途端に削除量が増えることを忘れてはならない．根管治療歯でも，歯質をなるべく残す努力をすべきと考える．

Case 4：根管治療後にオーバーレイを選択した治療例

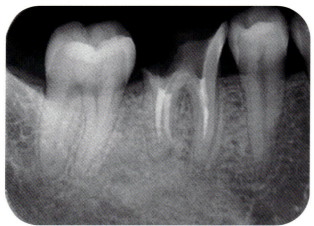

Case 4 - 1　6̲|は既根管治療歯であるが，仮封が外れ，しばらく経過した状態であり，根尖部に透過像を認める．

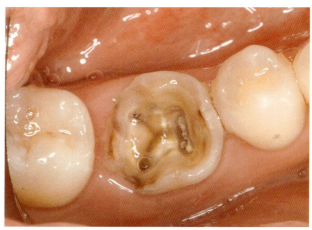

Case 4 - 2　近心，頰舌側には歯質が多少残存しているが，遠心は歯肉同縁，またはわずかに歯肉縁下まで歯質が失われている．

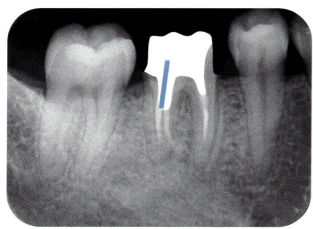

Case 4 - 3　遠心根にファイバーポストを入れて築造し，フルクラウンを入れた場合の想定．縁上の残存歯質は近心歯頸部にわずかとなる．

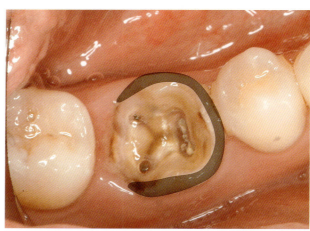

Case 4 - 4　初診時の口腔内写真からフルクラウン形成を想定した場合（黒部分を削ることになる），残存壁数は近心の1壁が残るかどうかの状態になる．

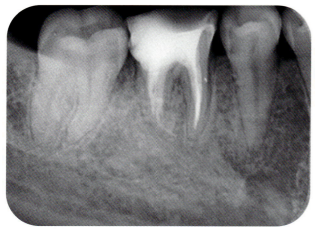

Case 4 - 5　根管充填し，レジンコア築造した直後のデンタルエックス線写真．

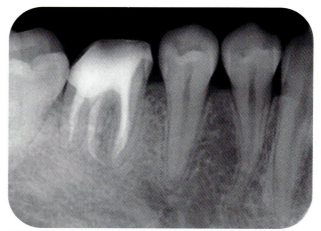

Case 4 - 6　根管充填後3か月のデンタルエックス線写真．根尖部の透過像は縮小している．

CHAPTER 2 オーバーレイの選択基準

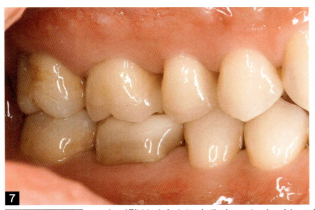
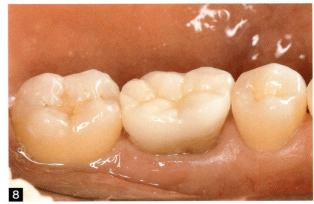

Case 4 - 7, 8　ニケイ酸リチウムによるオーバーレイセット後の状態.

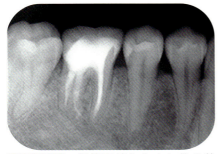
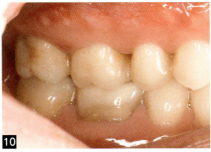

Case 4 - 9　根管充填から1年後の状態．根尖部の透過像はほぼ消失しているように見える．

Case 4 -10, 11　根管充填から1年後の状態．問題なく経過している．

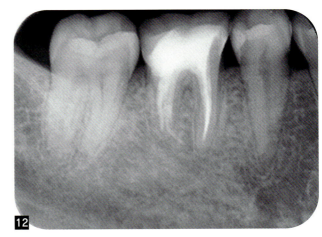

Case 4 -12〜14　根管充填から約2年後の状態．根尖部の透過像は消失しているように見える．症状はなく問題なく経過している．頰側プラークの付着が多いため，同部のブラッシング指導を行った．

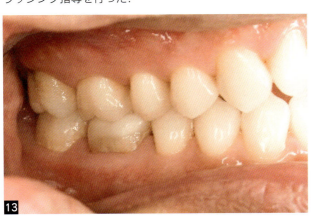
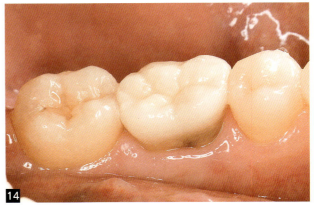

コラム⑦　マテリアルの選択

現在，修復物のマテリアルとしては，シリカ系セラミックス（長石質セラミックス，リューサイト強化型ガラスセラミックス，ニケイ酸リチウム，ジルコニア強化型ケイ酸リチウムガラスセラミックス），ジルコニアセラミックス，CAD/CAMレジンブロックなどがある．

ジルコニアはまだ審美性という点では色調が合いづらく，接着もシリカ系セラミックスと比較すると心配な部分がある．CAD/CAMレジンブロックは色調は合うが，咬耗が長期的に見ると大きい点が懸念されるところである．

Güthらは12人の患者に対し，全顎の修復をCAD/CAMコンポジットレジンまたはニケイ酸リチウムで行い，1年間および2年間の第一大臼歯の咬耗を観察している（図22）[11]．CAD/CAMコンポジットレジンでは，初年度，月平均24.8μm，2年目で16.2μm，ニケイ酸リチウムは，初年度9.5μm，2年目5.5μmの咬耗量を示した．ニケイ酸リチウムはCAD/CAMコンポジットレジンよりも咬耗が安定していることが示されている．

筆者は咬耗・審美性・強度・接着の点からニケイ酸リチウムを使用している．

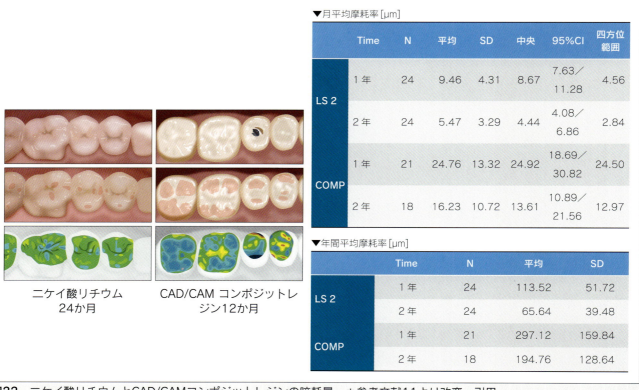

図22　ニケイ酸リチウムとCAD/CAMコンポジットレジンの咬耗量．＊参考文献11より改変・引用

CHAPTER 3

オーバーレイの形成デザイン

オーバーレイ修復　超入門

オーバーレイの形成デザインを考える

オーバーレイの形成デザインはさまざまである．本項では，全体，頬舌側，近遠心に分けて解説する．

全体の形成デザイン

全体の形成デザインは大きく分けて3つある．従来型（咬合面のイスマス付与），保存的保持型（咬合面イスマスなし），保存的非保持型（軸面形成をしない，または最小限の形成）のデザインに大別される．

読者の方々はこれらのデザインを見たときにどれを選択するだろうか？　どのデザインを選択するかは，歯の削除量，力のかかり方，破折抵抗性，脱離しないか，などが基準になると思われる．

この3つのデザインで大きく異なる点が保持型か非保持型か，そして象牙質の露出量である．非保持型では象牙質の露出が少なくエナメル質の露出が多いため，形成量は少なく，接着に有利な環境を作れるため，筆者はこのデザインを採用している．

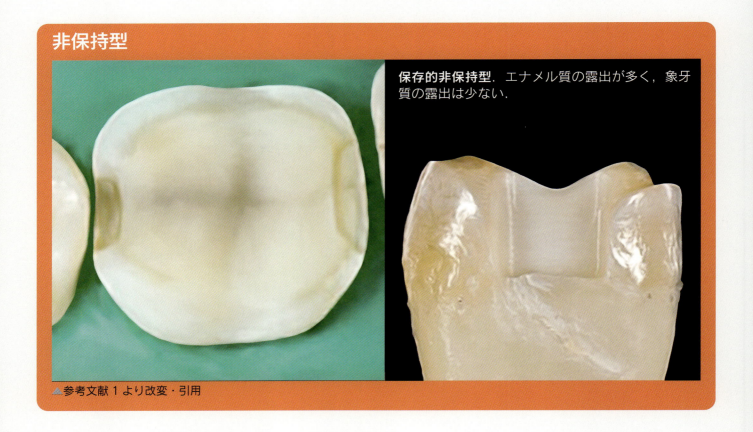

非保持型

保存的非保持型．エナメル質の露出が多く，象牙質の露出は少ない．

▲参考文献1より改変・引用

CHAPTER 3　オーバーレイの形成デザイン

保持型

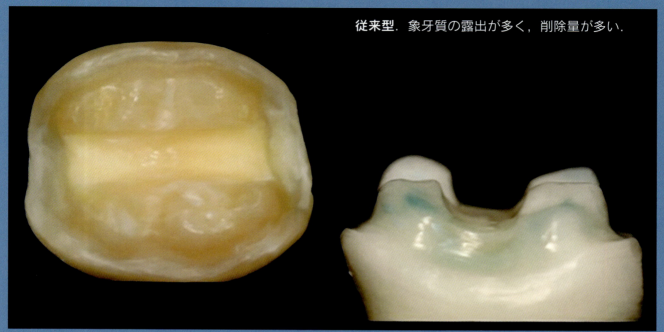

従来型．象牙質の露出が多く，削除量が多い．

▲参考文献2より改変・引用

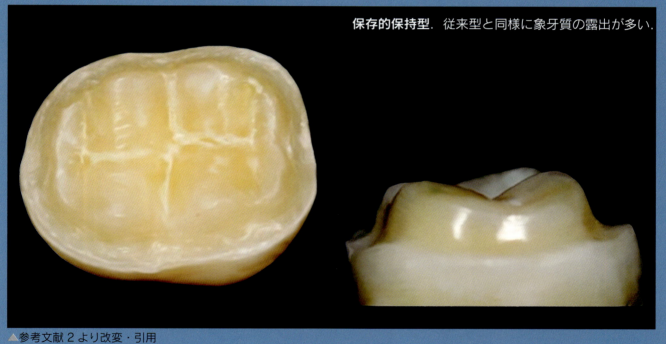

保存的保持型．従来型と同様に象牙質の露出が多い．

▲参考文献2より改変・引用

51

実際の研究ではどうなっているのか？

力のかかり方，破折抵抗

Viannaらは，従来型のデザインと，保存的なデザイン（**図1**）[2]を比較し，従来型の形成はセラミック修復物および残存歯質に，より高い応力集中が見られ，保存的な形成では，より均等な応力分布が得られ，セラミック修復物および歯の応力集中が軽減されることを示している（**図2**）[2]．

また，Carvalhoらは，非保持型（nRET），従来型イスマスあり（IST），イスマスなし（wIST）の3種類の形成デザイン（**図3**）と材料（ニケイ酸リチウムとCAD/CAMナノセラミックレジン）での三次元有限要素解析を示している[3]．結果として，nRETデザインがもっとも均一で低い応力分布を示した．保存的なデザインは，歯や修復物にかかる応力の観点からも有利なことが伺える（**図4**）[3]．

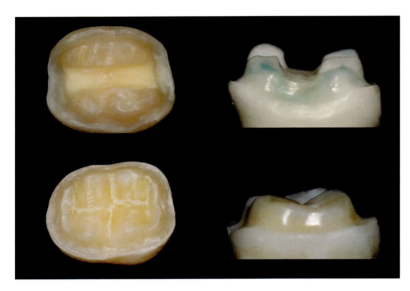

図1 従来型のデザイン（上）と保存的なデザイン（下）．＊参考文献2より改変・引用

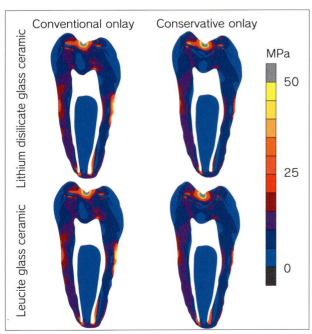

図2 形成方法と材料による応力分布の差，保存的なデザインは歯，修復物への応力が少ない．＊参考文献2より改変・引用

CHAPTER 3　オーバーレイの形成デザイン

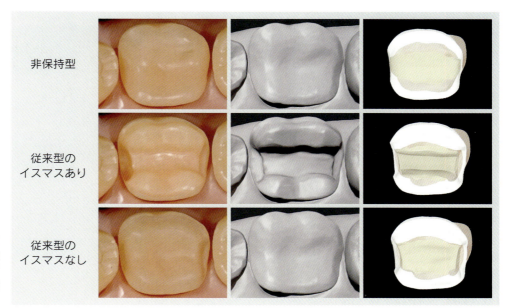

図3　3種類の形成デザイン．非保持型(nRET)，従来型のイスマスあり(IST)，イスマスなし(wIST)．＊参考文献3より改変・引用

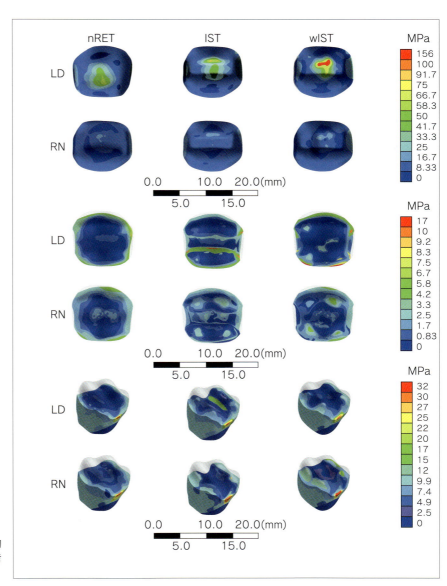

図4　有限要素法での応力の解析結果．非保持型(nRET)デザインがもっとも均一で低い応力分布を示している．＊参考文献3より改変・引用

53

表1 各種形成法でフルベベルがもっとも破折抵抗が高かった．＊参考文献4より改変・引用

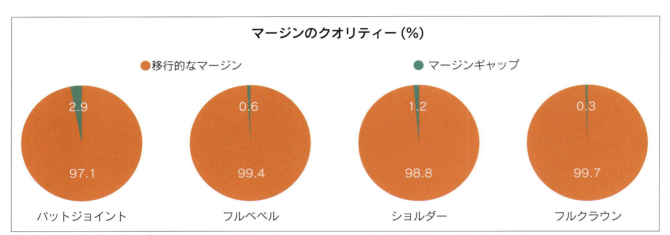

グループ	平均（N）	標準偏差	最小－最大
1. バットジョイント	2462[B]	813	3592-1180
2. フルベベル	3216[A]	879	4976-1715
3. ショルダー	2350[B]	737	4120-1547
4. フルクラウン	1940[B]	455	2902-1395
5. 天然歯	2055[B]	552	2935-672

図5 マージンのギャップに関しては，バットジョイントのみ有意差があり，その他は有意差がなく，高いマージンのクオリティーを示した．＊参考文献5より改変・引用

　Ferrarisらは近遠心が歯頸部まで及ぶオーバーレイをバットジョイント，フルベベル，ショルダーの3つと，フルクラウンをモディファイドシャンファーで形成し，IDSを行い，ニケイ酸リチウムによる修復後の破折抵抗性を調べている．

　天然歯とフルクラウン，ショルダー，バットジョイントは有意差がなく，フルベベルは有意に高い破折抵抗性を示した（表1）[4]．また，すべての群で通常の咬合力よりも大きな力で破折している．Ferrarisらは，形成の違いによるマージンのギャップも調べている．もっとも適合が良かったのはフルクラウンで，続いてフルベベル，ショルダーまでは有

意差がなく，バットジョイントでは有意差があった（図5）[5]．

これらの研究からも保存的な非保持型は形成量を抑えることが可能なうえ，破折抵抗性や，応力のかかり方に対してもすぐれていることがわかる．よって筆者は，保存的な非保持型の形成を行っている．

頬舌側の形成デザイン

Ferrarisは，頬舌側の形成を3つ示しており[6]，それぞれの利点を以下のように示している（図6）．

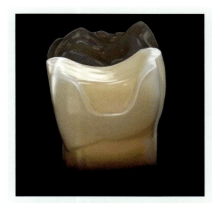

①バットジョイント
　最小限の形成であるため，接着技法に適している．咬頭や裂溝を歯質の傾斜に沿って平坦にすることでクリアランスを確保する．

＜形成の適応＞
・咬合力から歯を守るための咬頭の削除
・咬合面1/3（場合によっては2/3以上）以上の咬頭の破折
・咬合面の重度の咬耗や酸蝕（咬合高径の挙上が必要な場合）

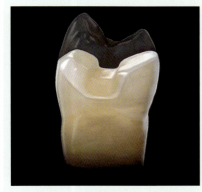

②ベベル
　バットジョイントと似ているが，傾斜角は45°かそれ以上，平均で1～1.5mmの幅のベベルが形成される．ベベルの付与は基本的には頬側であるが，口蓋側の場合もある（形成の範囲のエナメル質クラックの存在や，機能咬頭で十分な修復物の厚みや補助形態が必要な場合など）．

＜形成の適応＞
・修復物と歯質の色調の調和が必要な審美性を求める症例
・接着を強化するエナメル質を広範囲に残存させる場合
・修復物製作に十分なスペースが必要な場合

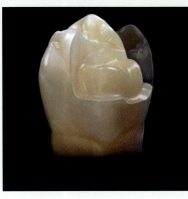

③ショルダー
　ラウンデッドショルダーが明確に形成される．ショルダー幅は接着に必要なエナメル質の最大幅である1mm．

＜形成の適応＞
・咬頭の破折が歯頸側1/3（場合によっては2/3以上）の範囲に存在する場合で，支台築造の材料を被覆する場合
・歯頸部を修復物で保持し，咬頭の被覆が必要な場合

図6　頬舌側での形成方法．＊参考文献6より改変・引用

形成デザインで考えること①　「残存歯質の厚みと窩洞の幅，深さ」

咬頭を被覆するか，いちばんのポイントとなる．図7，8のように窩洞の幅，深さにより残存歯質の厚み，高さが変わる．厚みよりも高さが勝る場合は被覆する必要がある．窩洞の深さ，幅が違う場合の形成イメージを図9に示す．

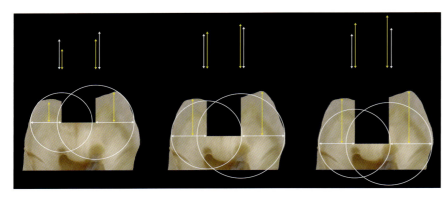

図7　窩洞の幅が同じで深さが違う場合，残存している咬頭の壁の厚みと高さを比較すると深くなるほど高さが残る．厚みよりも高さが勝る部位は削除して被覆するほうがよい．

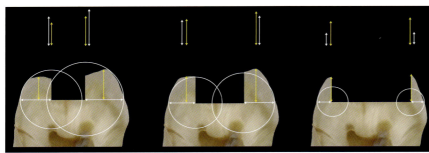

図8　窩洞の深さが同じで幅が違う場合，残存している咬頭の壁の厚みと高さを比較すると幅が広くなるほど高さが勝る．同じように厚みよりも高さが勝る部位は削除して被覆するほうがよい．

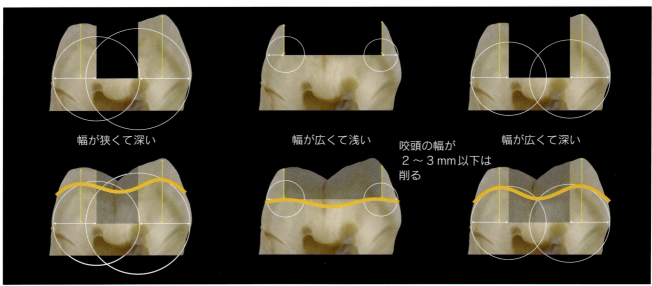

図9　窩洞の深さ，幅が違う場合の形成のイメージ．オレンジの線が形成の外形となる．

形成デザインで考えること② 「審美的な要求により頬側のマージン位置を決める」

　大臼歯部では審美性があまり気にならない患者も多いと思われるが，第一小臼歯などでは審美的な要求が高くなる場合が多い．Roccaらは審美性を考えると頬側のマージンは歯冠上下の1/3以内であることが望ましいことを示している（**図10**）[7]．こ れは，色調再現の観点で重要である．**図10**右側のcのように削らなくても唇側をラミネートベニアのように形成するベニアレイにすることで最小限の形成で頬側の歯質を覆うことも可能である．なお，マージンの選択基準については**図11**に示す．

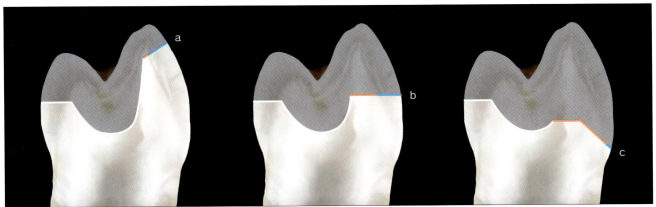

図10 頬側は歯冠上下1/3以内にマージンがあるほうが象牙質とエナメル質の色調再現が容易になる．＊参考文献7より改変・引用

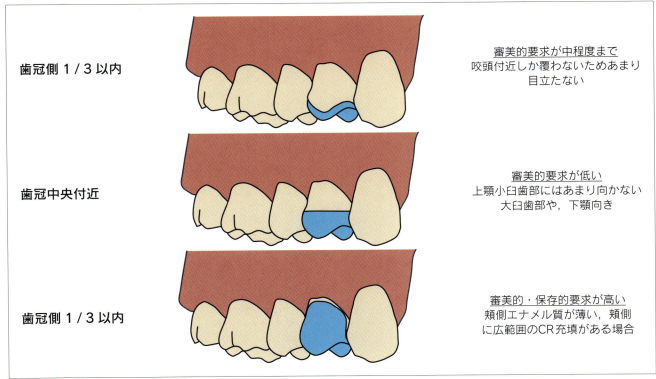

図11 筆者の頬側マージン選択基準．

形成デザインで考えること③ 「エナメルリングの残存量とエナメル小柱の走行」

　エナメル質の厚みが極力残るように，クラックやう蝕がなければ，形成をなるべく歯冠上部で留めることやエナメル小柱の走行に対して垂直に接着するようにすることは，接着力を最大化するため重要である．

　P60のCase 5で示すように歯質が厚く，う蝕，クラックがない場合，辺縁隆線は形成しない場合や，後述するリッジアップ形成を行うこともある．図12に示すように咬合面から観察し，エナメル質が幅広く残っている状態が接着を考慮すると理想的である．

　Koisらは，図13に示すような通常の歯と咬耗歯で，ゴールドアンレー（コントロール群），セラミックのアンレーと頬側を含む（ベニア）アンレーを製作し，頬側ベニアの追加は，セラミックアンレーの疲労破壊サイクル数に大きな影響を与えなかったが，既存の歯質の量はセラミックアンレーの疲労破壊サイクル数に大きな影響を及ぼしたとしている[8]．この時のエナメル質の幅の平均値(SD)は，NT群(1.69[0.44])，NT-V群(1.53[0.10])，WT群(0.97[0.17])，WT-V群(0.96[0.11])であり，エナメル質の幅が残っているほうが有利なことが伺える．う蝕やクラックが歯頸部まで及んでいないのであれば，形成マージンは極力エナメル質が残る高い位置に設定することが理想である．

　Shimadaらはエナメル小柱の走行と接着力を報告している[9]．咬頭ではHorizontal(水平)，歯冠中央ではTangential(正接)の成績が良く，エナメル小柱に対しては平行ではなく，エナメル小柱の断端をとらえるように垂直に接着するほうが良いことがわかる．また，Suzukiらも同様の報告をしている[10]．図15に示すように形成のデザインによりエナメル小柱と平行に接着するか，垂直に接着するかが違うため，エナメル小柱の走行も意識して形成することが重要である．

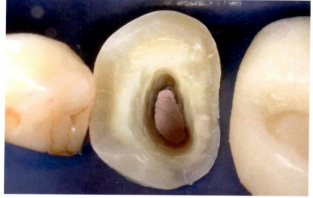

図12　咬合面からエナメル質がどれくらい残っているかを確認する．エナメル質が厚みをもって残っているほうが良い．

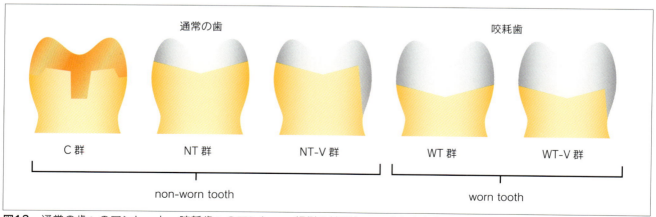

図13　通常の歯へのアンレーと，咬耗歯へのアンレー，頬側の被覆（ベニア）を含むものと含まないものを試験している．＊参考文献8より改変・引用

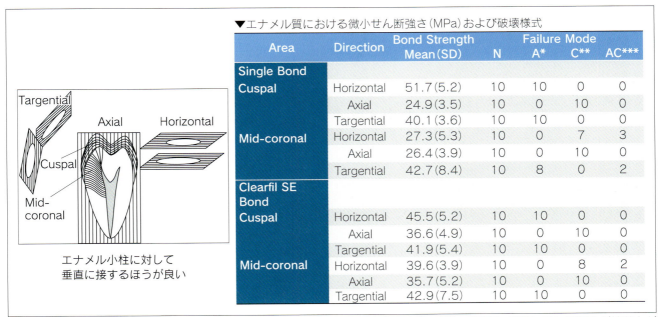

▼エナメル質における微小せん断強さ（MPa）および破壊様式

Area	Direction	Bond Strength Mean(SD)	N	Failure Mode A*	C**	AC***
Single Bond						
Cuspal	Horizontal	51.7(5.2)	10	10	0	0
	Axial	24.9(3.5)	10	0	10	0
	Targential	40.1(3.6)	10	10	0	0
Mid-coronal	Horizontal	27.3(5.3)	10	0	7	3
	Axial	26.4(3.9)	10	0	10	0
	Targential	42.7(8.4)	10	8	0	2
Clearfil SE Bond						
Cuspal	Horizontal	45.5(5.2)	10	10	0	0
	Axial	36.6(4.9)	10	0	10	0
	Targential	41.9(5.4)	10	10	0	0
Mid-coronal	Horizontal	39.6(3.9)	10	0	8	2
	Axial	35.7(5.2)	10	0	10	0
	Targential	42.9(7.5)	10	10	0	0

図14 エナメル小柱に3つの方向から接着試験をしている．エナメル小柱の走行に対して垂直に接着しているほうが接着力が高いことがわかる．＊参考文献9より改変・引用

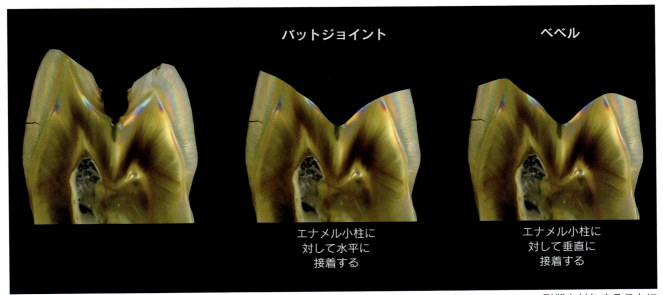

図15 頬舌側の形成の仕方によるエナメル小柱の走行との関係．頬舌側にベベル，またはシャンファー形態を付与することにより，エナメル小柱と垂直に接着が可能となる．

隣接面の形成デザイン

Ferrarisは，隣接面でも3つの形成デザインを示している[6]（図16）．

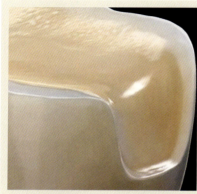

①スロット
隣接面の形成で頻繁に用いられるデザインで，ショルダー幅が約1mmのラウンドショルダー形成．この形成が広く適用される理由としては，隣接面のう蝕除去後はショルダー形態となるためである．

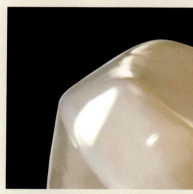

②ベベル
スロットと比較すると低侵襲の形成で，歯頸側にあまり深く形成範囲が及ばない．ベベル形成は，接着において重要なエナメル質の保存の点で優位である．隣接面う蝕やクラックがない症例などに適応される．

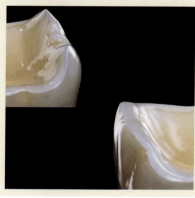

③リッジアップ
マージン部の辺縁隆線を極力保存する．一方で，う蝕のない隣接面を残すために辺縁隆線を被覆する形成デザインである．辺縁隆線を残し咬頭を被覆する症例では，辺縁隆線は失活歯を保護するのにもっとも重要な構造である．適応症は歯質保護の目的で咬頭を被覆する症例である．

図16　隣接面での形成方法．＊参考文献6より改変・引用

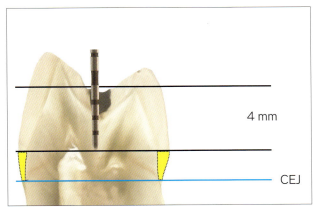

図17 辺縁隆線と思われる位置から4mmの深さを示す．歯頸部1/3程度まで及んでいることがわかる．上顎小臼歯において4mmの窩洞深さでは，残存エナメル質の厚みがかなり薄いことがわかる．この部位においてベベルを付与するとエナメル質の厚みはなくなってしまう．

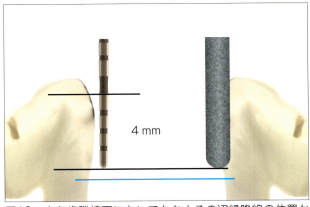

図18 大臼歯隣接面においておおよその辺縁隆線の位置から4mmの位置までダイヤモンドポイントで削ったとき．小臼歯同様，エナメル質の厚みが薄いことがわかる．

　VenezianiとAllemanらは，隣接面は歯頸部に近い位置ではバットジョイントで仕上げることを示している[11,12]．

　Venezianiはベベルをつけることでエナメル質の厚みが減少するため，同部では丸みのあるショルダーでシャープなマージンを有するバットジョイントを推奨している[11]．Allemanらは歯頸側エナメル質のベベル形成は，以下の場合に限るとしている[12]．

- **エナメル質の厚さが1.5mm以上**
- **ボックスの深さが4mm以下の場合**

つまり，歯冠上部の場合ベベルは適用できる．

　エナメル質が1.5mm未満の厚さであるか，ボックスの深さが4mmを超える場合，バットジョイントを選択すべきで，これは，この領域のエナメル質が不規則な方向性をもっていて，均一なベベルを達成することができないためとしている．

　田本は歯頸部エナメル質の微細構造に関する観察で，歯頸部では表層でエナメル小柱が平行配列している域が少なくなり，屈曲や湾曲が多くなり，エナメル小柱の走行ならびに配列状態は，深層に向かうにしたがって，また歯頸側に向かうにしたがって不規則となることを示している[13]．CEJ付近のエナメル小柱は走行が不規則であることから，エナメル質を極力残存させるバットジョイントが歯頸部の深い位置では選択される．

　また，実際の臨床では，エナメル質がすべてなくなってしまうことも珍しくない．

　図17に上顎小臼歯の断面を示す．上顎小臼歯において4mmの窩洞深さでは，残存エナメル質の厚みが薄いことがわかる．この部位においてベベルを付与するとエナメル質の厚みはなくなってしまう．また，臼歯部でも同様に隣接面での4mmの窩洞深さはエナメル質がほとんどない状態となり，ベベルの付与などはせず，滑らかなバットジョイントが良いと思われる（図18）．また，う蝕を除去した後はバットジョイントとなる．その後にIDSをすることによりバットジョイントの滑らかな面が形成される．

　隣接面の形成を行う場合，う蝕があれば当然削るが，クラックがある場合，筆者はクラックを被覆するほうが良いと考えている．

　Case 5-1，2に⑥咬合面遠心に生じたクラックを示す．咬合面にはアマルガム修復が行われていた．アマルガム修復の遠心部分が脱離，遠心にはクラックが生じている．

　咬合面の形成を行い，クリアランスを確認し，ラバーダム防湿をして，う蝕，クラックをすべて除去する Case 5-3，4 ． Case 5-5 にニケイ酸リチウムで製作したオーバーレイのセット後の状態を示す．今回の症例では近心はう蝕もなく，クラックも認められず，歯質の厚みがあったため辺縁隆線を残した形成をしている（う蝕がなくてもクラックがある場合は覆ったほうが良いと考えている）．

Case 5：二ケイ酸リチウムで製作したオーバーレイをセットした症例

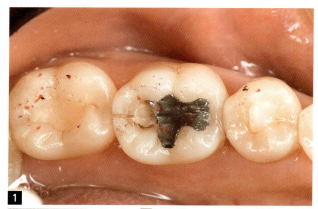
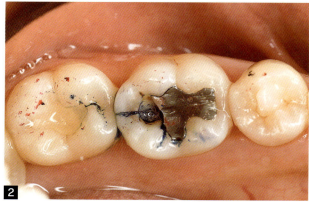

Case 5-1, 2　5-1：6̲|咬合面のアマルガム修復の破折および，遠心のクラックを認める．5-2：ヴィスタブルー（モリムラ）を使用し，破折線の染色を行った．

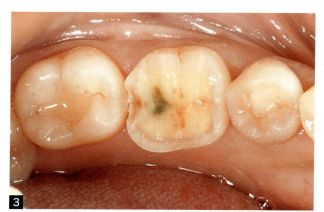
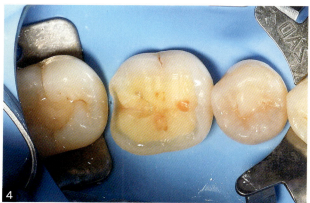

Case 5-3, 4　5-3：ラバーダム防湿前に咬合面の形成を行い，クリアランスを確認し，遠心の鋭縁を除去する．5-4：ラバーダム防湿をしてう蝕を除去し，クラックがない部位まで形成を行った．

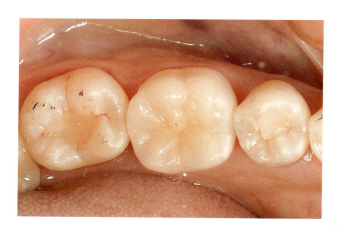

Case 5-5　二ケイ酸リチウムで製作したオーバーレイセット直後の状態．

CHAPTER 4

臼歯部間接接着修復
（ＰＩＡＲ）の手順

臼歯部間接接着修復（PIAR）の手順

　PIARの手順は一般的な間接修復とあまり変わらないが，ラバーダム防湿を行うことと，IDSは確実に行いたい（Fig 1）．

　先に形成の手順，ポイントを解説し，その後全体的な流れを追っていきたい．

①シェードテイキング
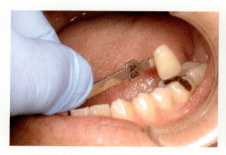

②修復物除去
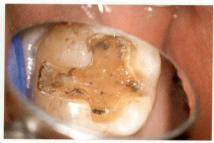

③咬合面概形成・クリアランス確認
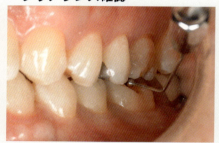

④ラバーダム防湿
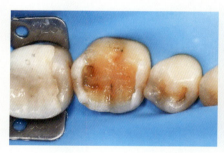

⑤プラーク染め出し・清掃
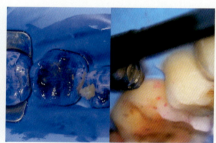

⑥う蝕除去・支台歯形成仕上げ
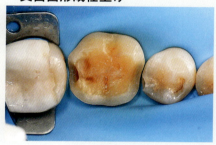

⑦IDS
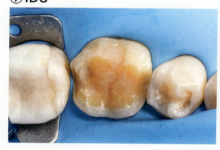

⑧印象採得・仮封
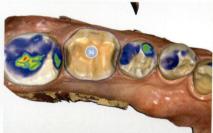

⑨調整・試適
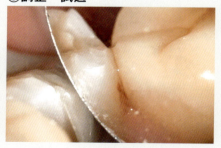

⑩ラバーダム防湿・清掃
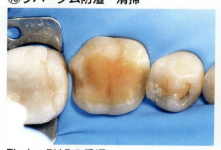

⑪接着操作
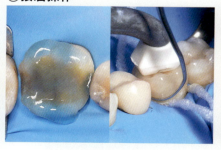

⑫咬合調整・研磨
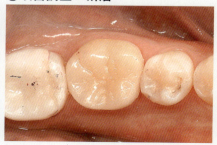

Fig 1 　PIARの手順．

支台歯形成

まずは完成形を見てみよう．近遠心う蝕があった想定のオーバーレイの形成における，人工歯の形成前，形成後，形成前後の重ね合わせを示す（Fig II）．

オーバーレイの形成範囲は前述した5つのポイントのもと決定するが，クラウンと比較するとかなり形成量が少ないことがわかっていただけると思う．

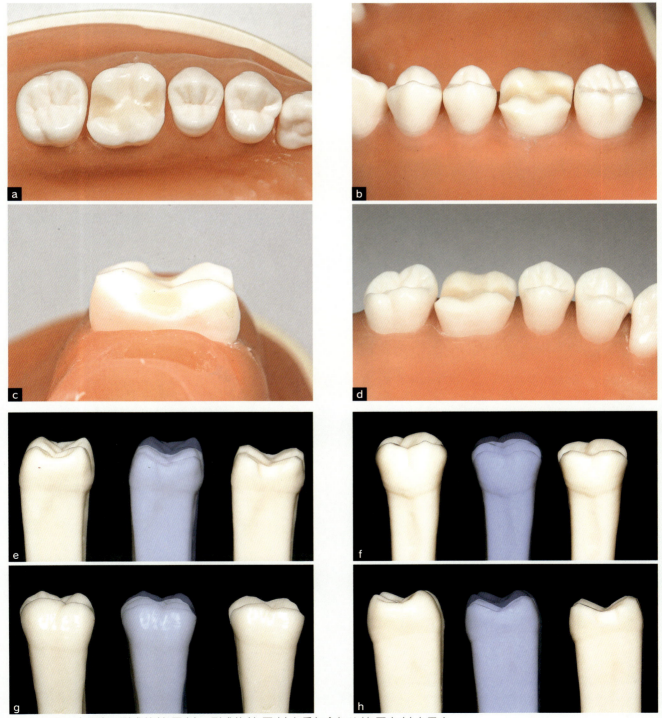

Fig II a〜h 人工歯の形成前（各図左），形成後（各図右）と重ね合わせ（各図中央）を示す．

オーバーレイの形成法

　形成方法はさまざまであるが，筆者はVenezianiのMorphology Driven Preparation Technique（歯冠形態を重視した形成法：以下，MDPT）[1]および，Ferrarisらの形成デザインとプロトコール，研究を参考にしている．現在のところ，決まった形成法はないように思える．しかし，前述したように，従来型のデザインとは形成デザインが変わってきている．
　いくつかの形成方法に共通する理論としては，
・形成量をなるべく少なく
・エナメル質を保存する
・接着力を最大化させるための形成デザイン
・セラミック修復の原則（角がないように，薄すぎない）を守る

ということが挙げられると考えている．
　MDPTでの原則は以下になる．
・健全歯質の削除を最小限にとどめ，象牙質の露出を少なくする．
・咬合面の削除はガイドグルーブを設けるか，シリコーン印象材を使用して，その厚みを削除量の目安とする．
・症例によってはショルダーの形成幅を小さくする．
・マージンは接着に有利になるように形成する．エナメル小柱を接着に最適な条件となるようにカットし，エナメル質の被着面を広げる．
・セメント装着の際には，修復物が抵抗なく窩洞に挿入できる．
・歯質と修復物との移行部の審美性を向上させる．

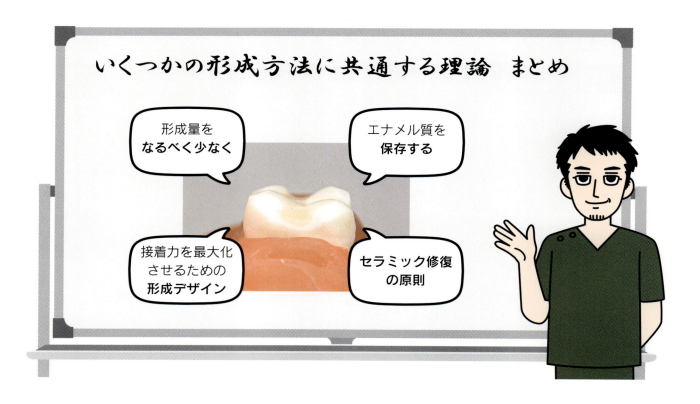

形成の順番は，隣接面のボックス形成，咬合面の解剖学的形態に沿った削除，軸面のマージン位置の決定となり，マージンの決定は，上下顎で異なる．軸面のマージン形態は，健全歯質の残存状態，マージンの位置，咬頭の傾きや内斜面の形態，臼歯の最大豊隆部の位置を考慮したものとなる[1]．

形成時に注意したいのが適切な修復材料の厚みを確保することである．咬合面のクリアランスを確実に確保するためにクリアランスゲージなどを使用するのが一般的だと思われる（図1）．

ほかにも図2に示すように3つの方法がある．そのなかでもガイドグルーブの形成は取り入れるのが容易である．シリコーンガイドはコストや，時間の問題などが生じる．プロビジョナルレストレーションはオーバーレイでは製作しないことが多く，現実的でない．再現したい歯冠形態と支台歯までの距離＝マテリアルスペース，支台歯と対合歯との距離＝クリアランスと考えるとマテリアルスペース≠クリアランスとなる．理想的な咬合状態をしている歯ではクリアランスゲージでの確認であまり問題は生じないが，咬合状態が正常でない場合や，元々スペースがある部位には，クリアランスゲージは役に立たなくなる（図3）．

また，酸蝕症や，咬合挙上したい場合などは，いったんプロビジョナルレストレーションや，仮充填で咬合高径や歯冠形態を決定し，そこからマテリアルスペース分を削除する必要がある．

適切なマテリアルスペースを確保するためには，状況に合わせ，いくつかの方法を組み合わせて行う必要がある．筆者はガイドグルーブの形成とクリアランスゲージを組み合わせて確認を行っている．

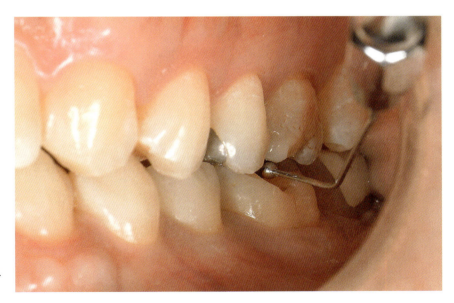

図1 1.5mmの球状のクリアランスゲージを筆者は使用している．

オーバーレイ修復 超入門

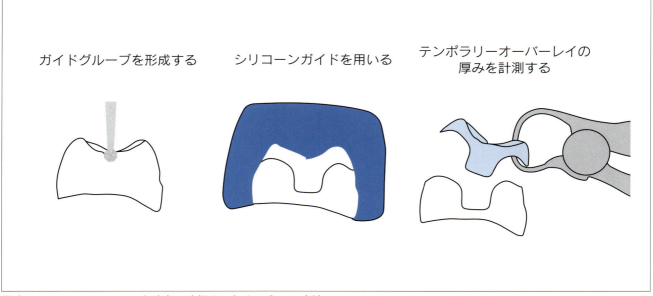

図2　マテリアルスペースを確実に確保するための3つの方法.

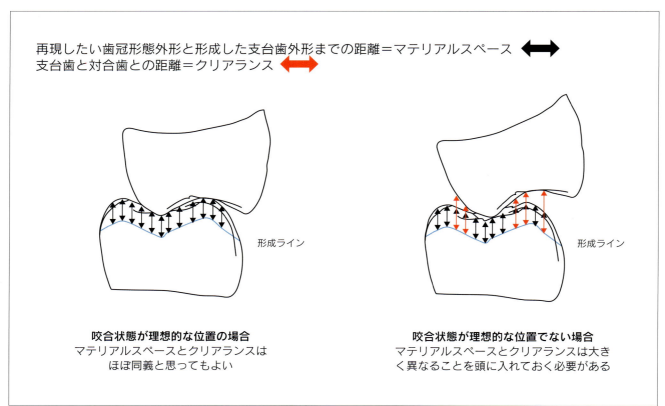

図3　理想的な咬合状態とそうでない状態．クリアランスゲージだけではマテリアルスペースがわからないことがある．

実際の形成手順
（上顎第一大臼歯にMODのインレーが入っており，二次う蝕になっている場合の形成）

 実際の形成手順①　「修復物の除去，ガイドグルーブの形成」

　修復物を除去後，1.6mmのダイヤモンドバー（メルファー，ダイヤモンドバーラウンドFG016）でガイドグルーブを形成する（**図4**）．ガイドグルーブは裂溝，隆線に沿って形成する（**図5，6**）．

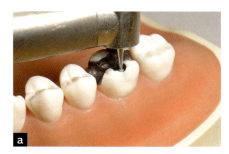
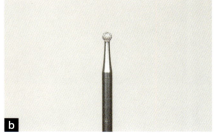

図4 a，b　ダイヤモンドバーのラウンド形状がすべて入るように形成を行っていく．1.6mm（メルファーダイヤモンドバーラウンド，FG016）．

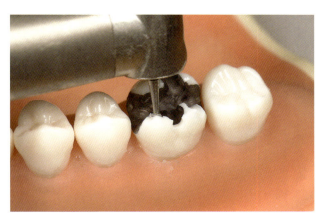

図5　ラウンド部がしっかり入っているのを確認できる角度から見ながらガイドグルーブの形成を行う．

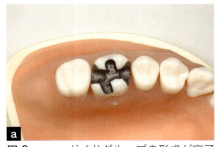
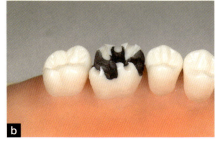
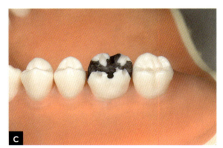

図6 a～c　ガイドグルーブの形成が完了した状態．

実際の形成手順❷ 「右側の形成」

　咬合面右側はテーパーのついていないダイヤモンドバー（881 014 コメット）で咬合面の凹凸に沿って形成を行う（図7，8）．

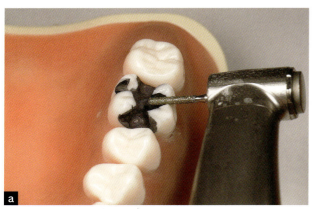

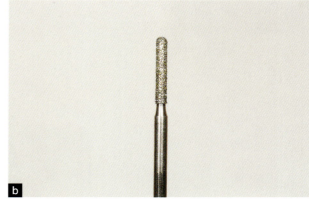

図7 a, b　ガイドグルーブに沿ってパラレルなダイヤモンドバー（881 014 コメット）で右側を形成する．

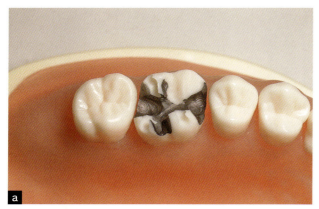

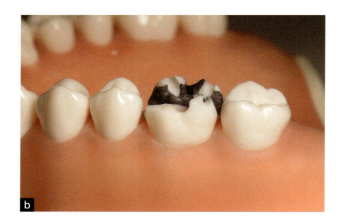

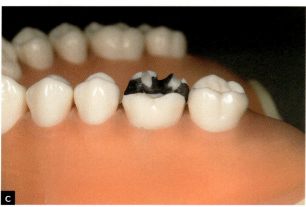

図8 a～c　右側の形成をガイドグルーブと，咬頭の形態に沿って行う．形成後の状態，咬頭の凹凸に沿って形成されている．

実際の形成手順③ 「左側の形成」

咬合面左側は②と同じダイヤモンドポイントでは削合しにくいため、筆者はセラミックインレー形成用のダイヤモンドポイント（207CR，松風）を使用している．これにより，ダイヤモンドポイントを右側から挿入しても問題なく形成ができる（図9，10）．

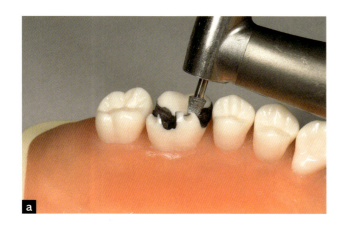

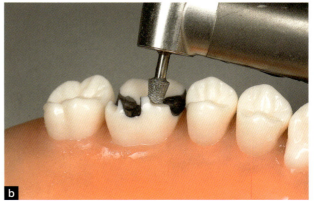

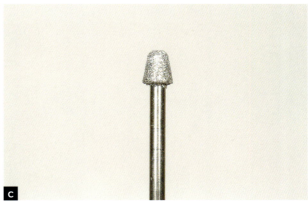

図9 a〜c 左側の形成をセラミックインレー形成用のダイヤモンドポイント（207CR，松風）で行う．右側同様に咬頭の形態に沿って形成を行う．

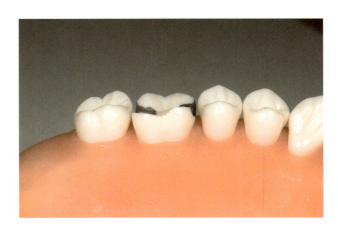

図10 左側も同様にガイドグルーブ，咬頭の形態に沿って形成を行う．形成後には裂溝の形態がわかるような凹凸ができる．

実際の形成手順④　「バットジョイントの形成完成」

バットジョイントの形成は咬合面の内斜面に沿った形成で完成する(**図11**)．この際，歯の咬頭，裂溝に沿って凹凸がある状態が理想である．真っ平になっていると形成不足，または形成過多の部位があると思ったほうが良い(う蝕や，すでに修復され削ってある場合を除く)．

クリアランスの確認をして問題がなければラバーダム防湿を行う(**図12**)．形成量が足りない場合は再度形成を行う．シリコーンガイドを製作し，最初からラバーダム防湿をしても良い．

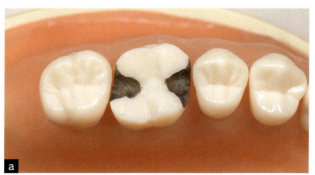

図11a, b バットジョイントの形成が完了したところ．頬側口蓋の歯質がある程度残存している場合，咬頭に沿った形態になる．

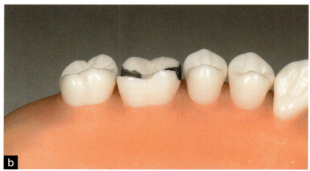

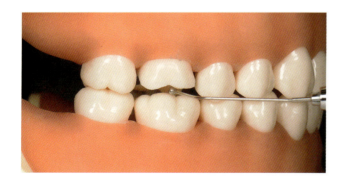

図12 クリアランスゲージを用いてクリアランスの確認を行う．

実際の形成手順⑤　「う蝕の除去」

ラバーダム防湿をして，う蝕を除去する(**図13**)．

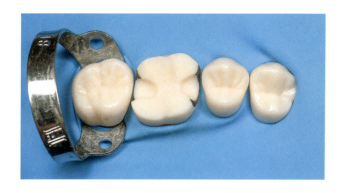

図13 ラバーダム防湿をして，う蝕を完全に除去する．

実際の形成手順⑥ 「頬舌側面ベベルの付与」

エナメル小柱の走行に垂直に接着するようにベベルを付与する．約45°の角度で形成を行う．ベベルは1〜2mm程度とする（図14〜16）．エナメル質を最大限保存し，被着面積を増やすことができる．ダイヤモンドポイントをまっすぐ当てるだけなので，マージン部が上下にずれにくく，きれいにベベルが形成でき，色調の移行性が良い．

ベベル形成の欠点は，隣接面にボックス形態がある場合は別だが，咬合面のみの形成の場合，修復物の位置を固定しにくいことである．

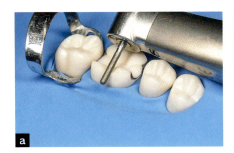
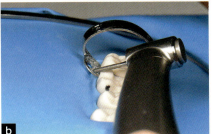
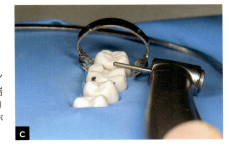
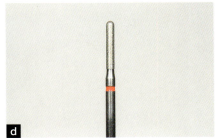

図14a〜d ベベルの付与，ダイヤモンドポイント（コメット 8881 014 先端径1.4mm）の先端ではなく，中間あたりで形成をしたほうが，マージンラインがずれず，形成しやすい．

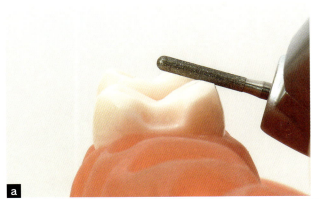
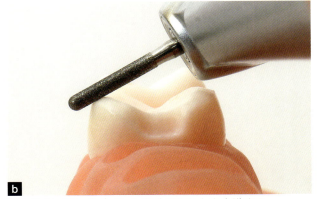

図15a, b ダイヤモンドポイントの角度に注意し，歯の豊隆に合わせてダイヤモンドポイントを動かすことを意識する．

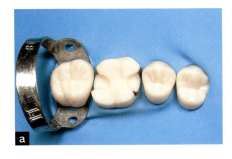
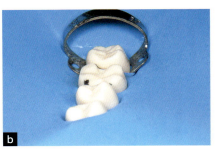

図16a, b ベベルの付与が終わった状態．

ベベル形成はさまざまなダイヤモンドポイントで行うことができる．

図17に，3種類のダイヤモンドポイントを使用したときのベベル形成時の状態を示す．ダイヤモンドポイントの長さや形状によりヘッドの角度が異なる．歯種，形状，長さの組み合わせによっては形成しづらい部位もあるため，いくつかの選択肢をもつようにしたほうが良いと思われる．

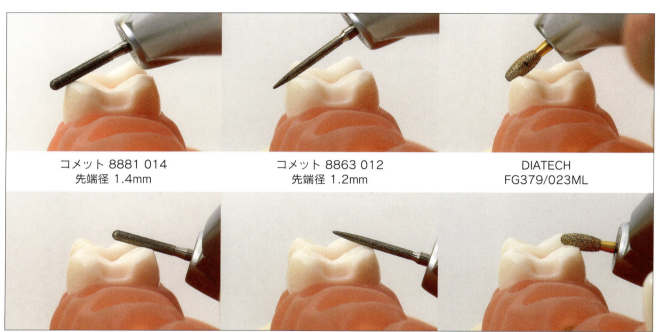

図17　3種類のダイヤモンドポイントでのベベル形成の比較．ダイヤモンドポイントの長さや，角度の違いにより形成のしやすさが変化する．このとき角度をつけすぎるとマージン部が薄くなり，ガラスセラミックスでは技工サイドでの適合調整，グレーズ，最終研磨の段階でチッピングや，マージンがショートになりやすくなるため，注意する．

CHAPTER 4 臼歯部間接接着修復（PIAR）の手順

実際の形成手順⑦　「隣接面のスロット部から頬舌側面への移行部のベベル形成」

　隣接面スロット部は，う蝕を除去後に形成することが多い（図18）．隣接面の約1mmのスロット部の窩洞を削るときのダイヤモンドポイントは先端形状を考えなければならない．

　図19に示すように，ラウンドエンドのものとフラットエンドのダイヤモンドポイントでは，Jマージンにならないように削るためには隣接面にはみ出すダイヤモンドポイントの幅が異なる．ラウンドのダイヤモンドポイントでう窩を削っているとバットジョイントになるため，多くの場合，形態修正程度でこれらのダイヤモンドポイントを使用することが多い．

　また，隣在歯に触れそうなときは音波チップを使用することを推奨する．

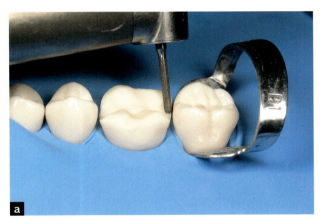
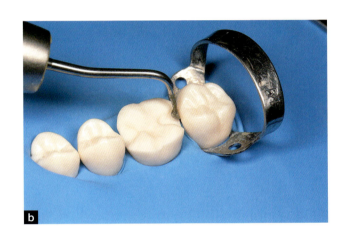

図18a, b　隣接面の窩洞形成．

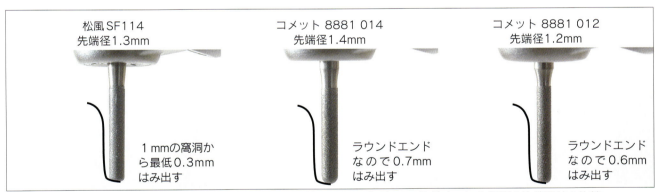

図19　隣接面約1mmのスロット窩洞に対して，窩底部を削るときのダイヤモンドポイント3種類の先端形状の比較．

75

隣接面スロット部から頬舌側への移行部はとくに形成が難しい部位であり、筆者はダイヤモンドポイント(図20)の他に音波チップを使用することも多い(図21)．CAD/CAMインレー用などもあるが、厚さがあり、隣接面にきれいにフィットしないこともあるため、それらはあまり使用しておらず、半球状のチップ(図22)を使用している．形成の終了した状態を図23に示す．

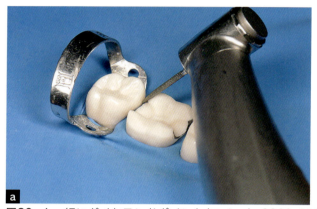
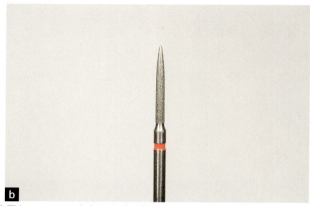

図20a, b 細いダイヤモンドポイント(コメット 8863 012)を使用してスロット部から頬舌側への移行部を形成する．この時、角が残らないように注意が必要である．

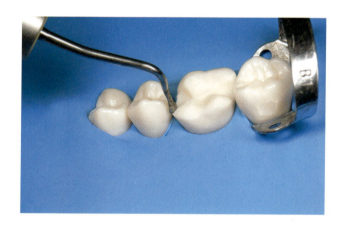

図21 隣在歯を傷つけそうなときには音波チップを使用する．筆者は窩洞の大きさ、形態に合わせて3種類を使用している．

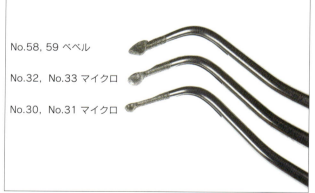

図22 筆者が使用している音波チップ(ソニックフレックスチップ，カボプランメカジャパン)．

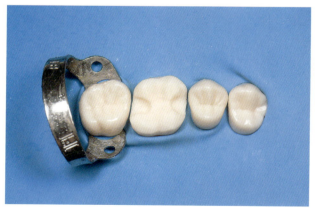

図23 スロット部から隣接面への形成が終了した状態．

実際の形成手順⑧ 「咬合面裂溝部は必要に応じて再度削合する」

咬合面の裂溝部はとくにクリアランスが不足しやすい部位である．クリアランスが不足すると歯科技工士が技工物製作時に裂溝を付与できず，形態不良となる．形態を修正する場合，筆者は**図24**のようなラグビーボール型のダイヤモンドポイントポイントで裂溝，副溝をなぞるようにしている．

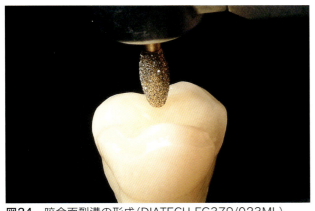
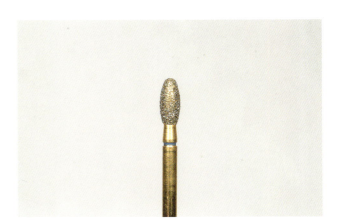

図24 咬合面裂溝の形成（DIATECH FG379/023ML）．

実際の形成手順⑨ 「う蝕の除去でできたアンダーカットや，露出した象牙質をIDSする」

窩洞のアンダーカットや露出した象牙質をボンディングおよびフロアブルレジンでコーティング，ビルドアップを行う（**図25**）．

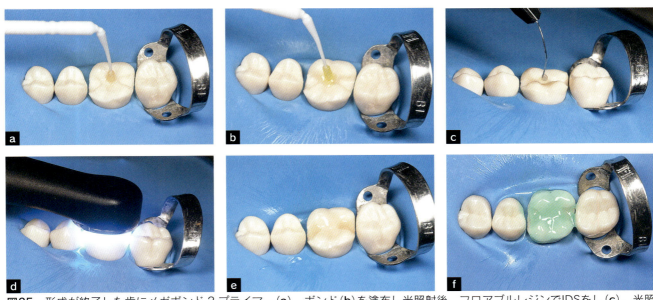

図25 形成が終了した歯にメガボンド2 プライマー（a），ボンド（b）を塗布し光照射後，フロアブルレジンでIDSをし（c），光照射を行う（d）．光照射後の状態（e）．オキシガードを塗布し，再度光照射を行う（f）．

実際の形成手順⑩ 「IDSでできた未重合層をブラシで除去する」

IDS時に酸素を遮断しても未重合層は残存するため，ブラシで未重合層を除去する必要がある（図26）．

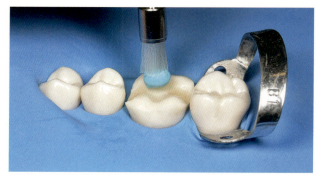

図26 ブラシとペーストを使用して未重合層の除去を行う．

実際の形成手順⑪ 「シリコーンポイントでエナメル質の凹凸を研磨する」

シリコーンポイントでエナメル質の凹凸を研磨することにより生じた削片は未重合層が残存している部位に付着するため，未重合層の残存部位を視認しやすくなる（図27～29）．

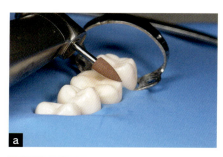
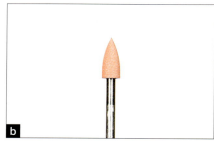

図27a, b エナメル質の凹凸をシリコーンポイント（松風シリコンポイント FG アット5 茶色，松風）で研磨する．

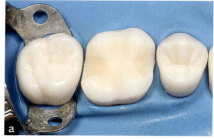
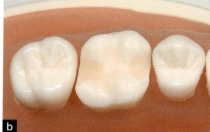
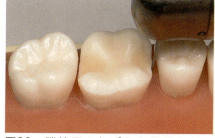

図28a, b 隣接面にわずかに段差が認められる．

図29 隣接面のわずかな段差などはEVE 04L（デンツプライシロナ）にラミニアチップ（モリムラ）を装着して形態修正を行う．

支台歯形成後の最終的な形態を図30a～dに示す．近遠心スロット形成，頬舌側ベベル形成した完成形．歯のもともとの凹凸に準じて形成されている．

また，形成後は支台歯の咬頭の頂点の位置が図31に示すように前後の咬頭頂と連なっていると良い．近心面から見るとわかりやすいが（図32），頂点の位置がずれて内側になると咬頭内斜面のクリアランスが不足し，外側になると咬頭外斜面のクリアランスが不足することになる．修復物の形態を適切に作れない原因となるため，注意が必要である．

CHAPTER 4　臼歯部間接接着修復(PIAR)の手順

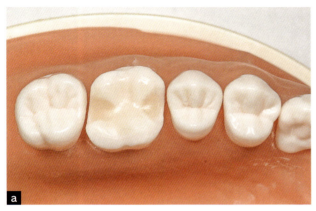
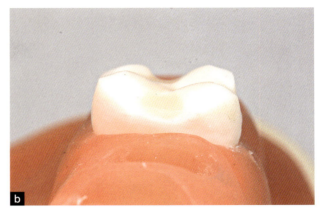
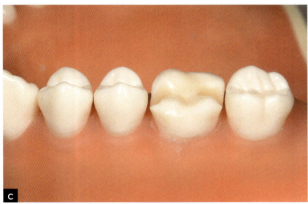
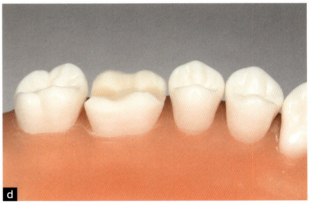
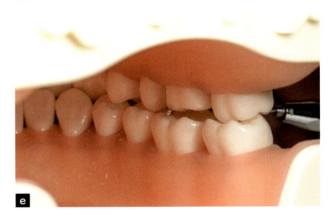

図30a～e　頬舌側は歯の凹凸に沿った形成であり，隣接面からの移行部は滑らかに形成されている．クリアランスゲージで確認してもクリアランスが確保されているのがわかる．

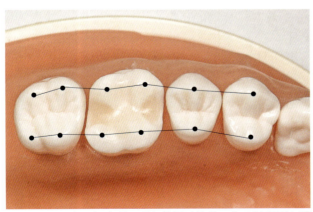
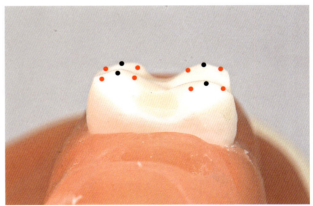

図31　支台歯の各咬頭の頂点位置は前後の歯の咬頭頂と連なるようにする必要がある．

図32　支台歯の咬頭の頂点の位置が内側または外側(赤点)に位置するとクリアランスが不足し，修復物の形態を適切に付与できないため，注意が必要となる．

79

①シェードテイキング，⑤プラーク染め出し・清掃の手順の確認

本項では，①シェードテイキング，⑤プラーク染め出し・清掃の手順について確認・解説する．

①シェードテイキング

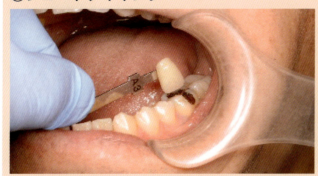

治療時に時間が経過すると歯は乾燥し，色調が変化してしまうため，治療開始直後にシェードテイキングを行う必要がある．シェードテイキングの仕方については，連携している歯科技工士とどのように撮影すればよいかを確認するのがいちばん良いと思われる．

⑤プラーク染め出し・清掃

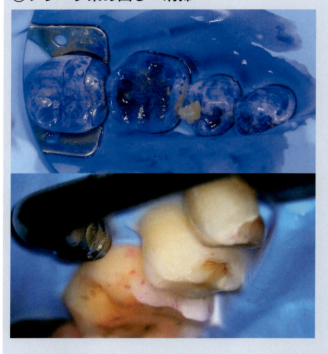

オーバーレイに限らず，接着修復を行う際に必ず行いたいのがプラークの染め出し，除去である．どのような接着システムを用いようとも，プラークの上に接着することは想定しておらず，プラークが残存した状態では，窩縁において接着不良が起こる可能性や，周囲にプラークが残存している場合，切削面へのプラークの付着なども起こりえる．

プラークの染め出しを行わずにプラークの除去を行う先生方もいらっしゃると思われるが，染め出しをしなくては見落としが多くなるため，染め出しを行ってからプラークの除去を行うことをお勧めする．

プラークの除去には，エアースケーラーにつけたブラシや，PMTC用のブラシ，また，それらに研磨剤（フッ素フリーなもの［例：プレサージュ，松風］）などを併用する方法や，超音波スケーラーや，ハンドスケーラー，グリシンパウダーなどのパウダーを使用した歯面清掃がある．筆者は当初ブラシと研磨剤を用いて行っていたが，隣接面などの細かい部位には毛先が届かないため，開業時からはグリシンパウダーによる清掃を行っている．

また，不良修復物などが入っており，マージンがオーバーな場合，その下の清掃が行き届かないことも多いため，修復物を除去した時点で改めて清掃を行う場合もある．

ラバーダム防湿前に行うか，ラバーダム防湿後に行うかは議論の余地があるが，筆者はラバーダム防湿後に行っている．隣接面の歯間乳頭がラバーダムシートにより，圧排され排除されるためである．しかし，ラバーダム防湿前にプラーク除去を行い，ラバーダム防湿後に再度チェックし，プラークの除去を行うのがもっともきれいに清掃できる可能性がある．

CHAPTER 5

オーバーレイのための
ラバーダム防湿

間接接着修復でのラバーダム防湿

オーバーレイでのラバーダム防湿の利点・欠点

間接接着修復でラバーダム防湿を行う際には大きく分けて3つのメリットがある（Fig 1）．

1．オーバーレイでは形成後，仮封を行うことが多く，セット時に歯肉に多少の炎症や出血を生じることもある．しかし，ラバーダム防湿を行っていれば接着に有利な環境での治療が可能となる．

2．ラバーダム防湿（＋圧排糸などを使用する場合もある）を行うと隣接面の歯肉位置を下げることができるので，多少歯肉縁下になっても処置ができる．

3．プラークの付着がある状態での治療は接着にとって非常に不利となる．パウダーによる歯面清掃は，細かな部位にも届くため有用であるが，ラバーダム防湿をしていない場合，使用する材料や術者の手技にもよるが，歯肉から出血させてしまうこともある．

IDS面のサンドブラスト処理でも同様であり，ラバーダム防湿を行うことにより，歯肉の損傷，サンドブラスト材料の誤飲も防ぐことができることも利点である．

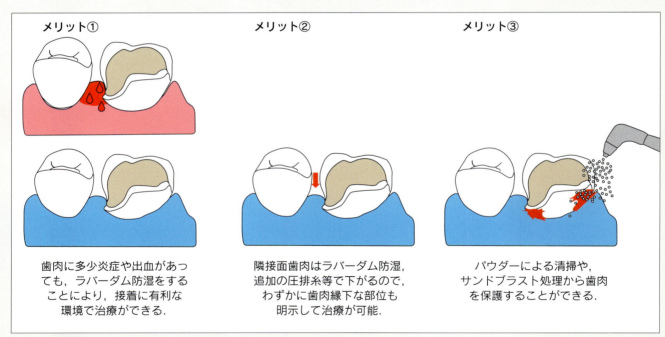

Fig 1　間接接着修復におけるラバーダム防湿を行うメリット．

ラバーダム防湿の3つのパターン

接着修復においてラバーダム防湿を行うことは必須となるが，ラバーダム防湿をどのタイミングで行うかは，個々人により考え方が変わると思われる．

ラバーダム防湿を行うタイミングは，筆者は3つあると考える．

筆者は当初，Fig II のパターン①のタイミングで行っていたが，ガイドグルーブだけを用いていたため，形成量が不足することがあった．現在はガイドグルーブを形成し，クリアランスの確認をしてからラバーダム防湿をする，パターン②のタイミングで行っている．これにより形成量が不足することは激減した．

パターン①
最初からラバーダム防湿

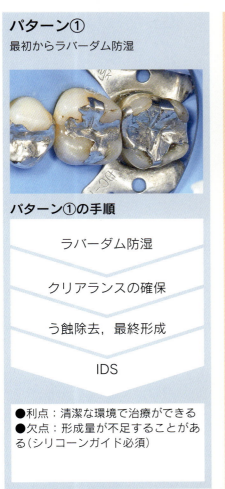

パターン①の手順

ラバーダム防湿
↓
クリアランスの確保
↓
う蝕除去，最終形成
↓
IDS

- 利点：清潔な環境で治療ができる
- 欠点：形成量が不足することがある（シリコーンガイド必須）

パターン②
クリアランスを確保してからラバーダム防湿

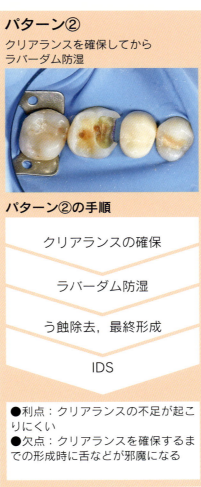

パターン②の手順

クリアランスの確保
↓
ラバーダム防湿
↓
う蝕除去，最終形成
↓
IDS

- 利点：クリアランスの不足が起こりにくい
- 欠点：クリアランスを確保するまでの形成時に舌などが邪魔になる

パターン③
最終形成までしてからラバーダム防湿

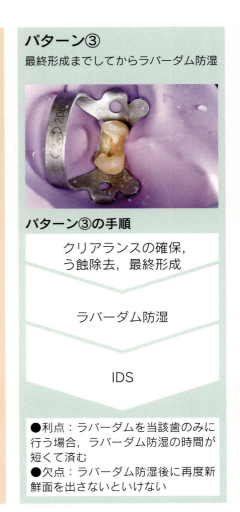

パターン③の手順

クリアランスの確保，う蝕除去，最終形成
↓
ラバーダム防湿
↓
IDS

- 利点：ラバーダムを当該歯のみに行う場合，ラバーダム防湿の時間が短くて済む
- 欠点：ラバーダム防湿後に再度新鮮面を出さないといけない

Fig II　間接接着修復におけるラバーダム防湿を行うタイミング．

パターン①：
修復物やう蝕の除去などの前に最初から

　最初からラバーダム防湿を行うことにより，クリーンな環境で治療をできる利点があるが，咬合させてクリアランスの確認ができないため，ラバーダム防湿を除去後，形成量を確認すると不足している場合がある．その場合，IDSをした面を削合しなくてはならず，象牙質が露出することがある．ガイドグループを形成することにより，比較的問題なく形成できるが，最初からラバーダム防湿を行う場合，シリコーンガイドを製作して形成量を確認できる状態にしてから行うことが推奨される．

パターン②：
クリアランスの確保が確認できてから

　修復物などを除去し咬合面を削合，咬合させてクリアランスを確認してからラバーダム防湿を行う．この方法では，クリアランスを確認しているため，パターン①のように形成量が不足することは少ない．形成面が唾液で汚染されるが，概形成であるため，その後形成を仕上げることにより新鮮面が露出するため，問題はない．最初にラバーダム防湿をしないため，下顎では舌などが邪魔になるため，形成時は注意が必要となる．

パターン③：
う蝕除去，形成が終了してから

　すべての形成が終了してからラバーダム防湿を行い，IDSを行う．形成が終了してからラバーダム防湿を行う場合，その歯だけにラバーダム防湿を行い，IDSを行うことも可能であるが，ラバーダム防湿をする間に唾液で汚染される可能性があるため，このタイミングでラバーダム防湿を行う場合は，最後に新鮮面を露出させてからIDSを行う必要がある．1歯でラバーダム防湿を行う場合，ラバーダム防湿の時間は短縮される．

コラム⑧　ラバーダムシートが破れないようにするには？

　隣接面に鋭縁があると，ラバーダムシートが破れる可能性が高くなるため，鋭縁の出るような隣接面の形成のみラバーダム防湿後に行うことでラバーダムシートが破れることを回避できる（**図1**）．

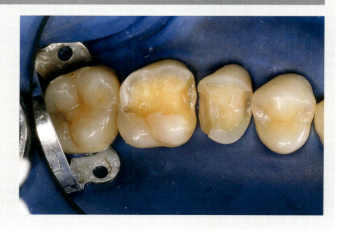

図1　上顎第一大臼歯遠心の辺縁隆線は残した状態でラバーダム防湿を行い，その後，う蝕除去や形成を行う．こうすることで隣接面のラバーダムシートが切れる可能性が減少する．第二小臼歯のように形成している場合は鋭縁をなるべくなくした状態でラバーダム防湿を行うと良い．

臼歯部多数歯防湿の際の防湿範囲

ラバーダム防湿を行う範囲は歯の位置や形成,接着操作時の作業のしやすさなどを考慮して決定する.

以下に歯の部位とラバーダム防湿の範囲,筆者がよく使用するクランプを示す(図2〜6).

▶犬歯,第一小臼歯を治療する場合
通常の方法

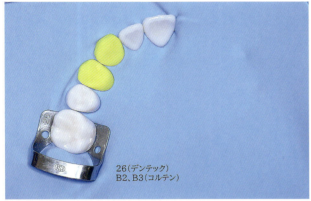

図2 上顎犬歯,第一小臼歯を治療する場合,第一大臼歯にクランプをかけ,中切歯まで露出させる.＊参考文献1より改変・引用

▶上顎臼歯部多数歯防湿①
通常の方法

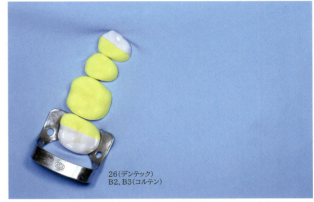

図3 第二大臼歯近心から第一小臼歯遠心までを治療する場合に行う.第二大臼歯近心の治療をする場合,B2,B3クランプのほうが治療しやすいことが多い.＊参考文献1より改変・引用

▶上顎臼歯部多数歯防湿②
上顎第二大臼歯遠心を含む治療をする場合

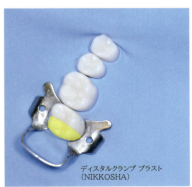

図4 上顎第二大臼歯遠心を含む治療をする際には,適合するのであればディスタルクランプブラストを使用する.歯冠幅径が小さい場合,同クランプが使用できない場合がある.そのような場合,上顎第二大臼歯遠心を適切に治療できるクランプはないかと筆者はいろいろと試しているが,満足いくものはいまのところない.＊参考文献1より改変・引用

▶下顎臼歯部多数歯防湿①
通常の方法

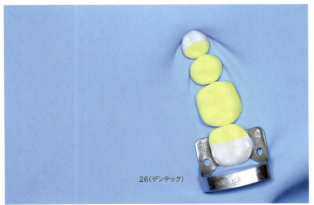

図5 第二大臼歯近心から第一小臼歯遠心までを治療する場合に行う.＊参考文献1より改変・引用

▶下顎臼歯部多数歯防湿②
下顎第二大臼歯遠心を含む治療をする場合

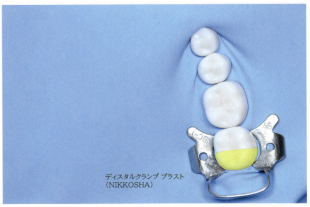

図6 下顎第二大臼歯遠心を含む治療をする際には,多くの場合ディスタルクランプブラストで問題なく治療できる.＊参考文献1より改変・引用

通常のラバーダム防湿＋αでより快適なラバーダム防湿を！

クランプの追加
◎形成・IDS，セット時に便利

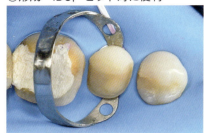

圧排糸
◎形成・IDS時に便利

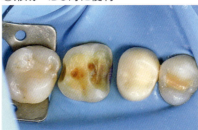

スーパーフロス
◎セット時に便利

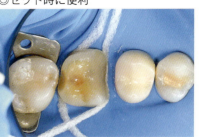

　本項では，通常の多数歯ラバーダム防湿に追加することにより有効な3つの方法を紹介する．

クランプの追加

　通常の多数歯ラバーダム防湿で，若干治療がしにくい場合にクランプを追加するとよい．
　クランプの追加が必要になることが多いのが，口蓋，舌側のラバーダムシートが邪魔な場合である（**図7**）．マージンが歯冠上部の場合はあまり問題にならないが，多数歯防湿では，舌側のラバーダムシートが歯冠側に浮き上がるため，舌側の形成が歯頸部に近い場合はラバーダムシートが邪魔になる場合がある．そこで取り入れたいのが3つのクランプの使い方である．
　なお，圧排糸，スーパーフロスについてはP89を参照されたい．

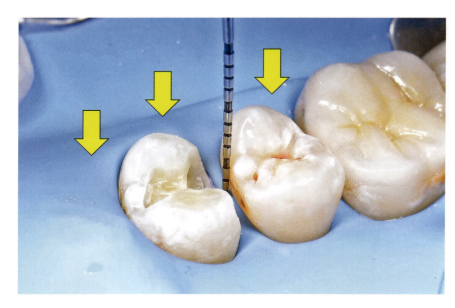

図7　頬側のラバーダムシートはある程度平らな状態であるが，口蓋側のラバーダムシートが歯冠側に浮いた状態である．

覚えておきたい3つのクランプの使い方

B4，44クランプ
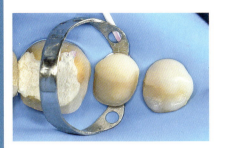

反対側へのクランプの追加
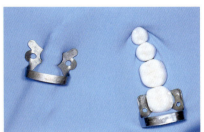

ロングテールクランプ2 AD 小臼歯用
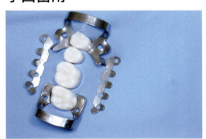

本項では，筆者が考える覚えておきたい3つのクランプの使い方について解説する（図8〜16）．

▶B4，44クランプ

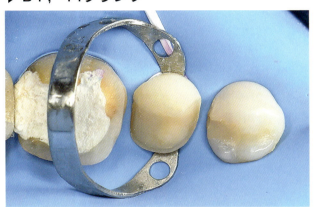

図8　治療対象歯にかける．大臼歯の場合2個かけることもあるが，ビークの幅が狭く，クランプ自体の安定性は悪い．また，クランプのスプリングが邪魔な場合がある．セット時に使用するとセメントがビークの間に入り込み，除去が困難な場合がある．

▶反対側へのクランプの追加

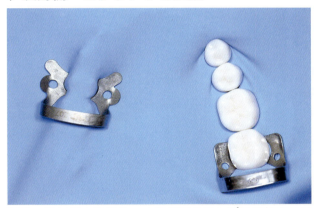

図9　反対側小臼歯や，大臼歯にクランプを追加することにより舌側のラバーダムシートを平らにすることができる．クランプが邪魔にならないため適用しやすい．

▶ロングテールクランプ2 AD小臼歯用の追加

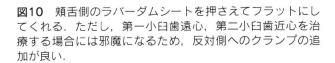

図10　頬舌側のラバーダムシートを押さえてフラットにしてくれる．ただし，第一小臼歯遠心，第二小臼歯近心を治療する場合には邪魔になるため，反対側へのクランプの追加が良い．

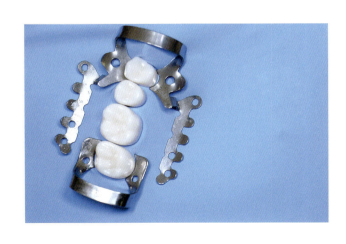

以下に，P85に示したラバーダム防湿範囲にクランプを追加する場合を示す（図11〜16）．

▶ 犬歯，第一小臼歯の治療を行う場合にクランプを追加する方法

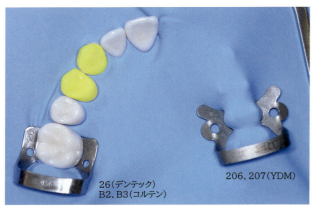

図11　図2の方法に反対側第一小臼歯，または第二小臼歯にクランプを追加する．これにより口蓋にフラットな面ができる．

▶ 上顎臼歯部多数歯を防湿する場合にクランプを追加する方法

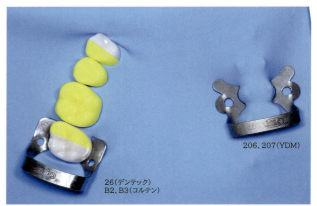

図12　図3の方法に反対側第一小臼歯，または第二小臼歯にクランプを追加する．これにより口蓋にフラットな面ができる．とくに小臼歯の治療時に治療がしやすくなる．

▶ バイトブロックを使用し，クランプを追加する方法

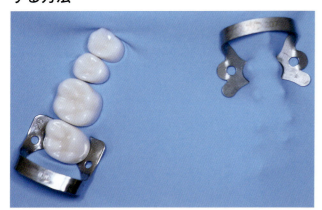

図13　バイトブロックを入れる場合には，スプリングを近心に向けて第一小臼歯に装着すると良い．

▶ ロングテールクランプ2 AD小臼歯用のクランプを追加する方法

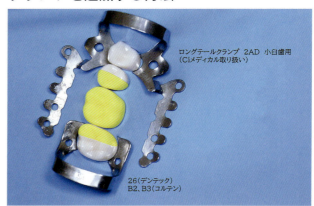

図14　ロングテールクランプ2 AD小臼歯用を使用する場合，頬舌側のラバーダムシートを押さえてフラットにしてくれる．ただし，第一小臼歯遠心，第二小臼歯近心を治療する場合には邪魔になるため，反対側へのクランプの追加が良い．主に第二小臼歯遠心，第一大臼歯の頬舌側を含む治療を行うときに使用する．

CHAPTER 5 オーバーレイのためのラバーダム防湿

▶下顎大臼歯多数歯を防湿する場合にクランプを追加する方法

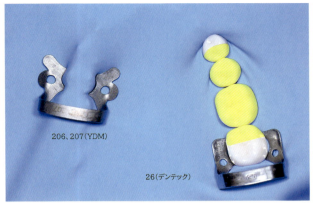

図15 図5の方法に反対側第一小臼歯,または第二小臼歯にクランプを追加する.これにより舌側にフラットな面ができる.とくに小臼歯の治療時に治療がしやすくなる.バイトブロックを使用する際は前述したようにクランプのスプリングを近心にし,第一小臼歯に装着する.

▶ロングテールクランプ 2 AD 小臼歯用のクランプを追加する方法

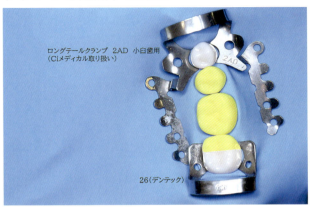

図16 ロングテールクランプ 2 AD 小臼歯用を使用する場合,頬舌側のラバーダムシートを押さえてフラットにしてくれる.ただし,第一小臼歯遠心,第二小臼歯近心を治療する場合には邪魔になるため,反対側へのクランプの追加が良い.主に第二小臼歯遠心,第一大臼歯の頬舌側を含む治療を行うときに使用する.

圧排糸とスーパーフロスの応用

ラバーダム防湿をすることにより,わずかに歯肉縁下まで及ぶう蝕でも歯肉縁上に変えることができる.図17～19に ⑥ 近心のう蝕が歯肉縁下まで及ぶ症例を示す.多少の歯肉縁下う蝕であれば,ラバーダム防湿に圧排糸を併用することにより処置が可能である.DMEを行う選択肢もあるが,筆者はあまり行わない.

筆者はラバーダム防湿+αとして,形成時や,IDS 時には圧排糸を,セット時にはスーパーフロスを圧排糸代わりに使用している(図18b,セット時のスーパーフロスの使い方についてはセットの項参照).

セット前の歯肉の状態を図19に示す.本症例ではテンポラリーオーバーレイを製作して仮着した.歯肉の状態は良好である.このような状態の歯肉でもプラーク除去のためのグリシンパウダーでの清掃や,歯面処理のためのサンドブラスト処理をラバーダム防湿なしで行うと出血する可能性が高い.ラバーダム防湿を行うことにより歯肉を保護し,細かな部位まで清掃や,歯面処理ができることは大きなメリットである.

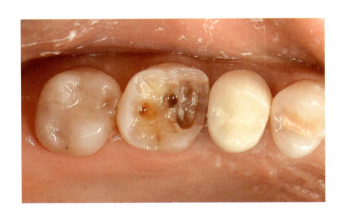

図17 近心のエナメル質にはクラックがあり,歯肉縁下にう蝕が及んでいる.

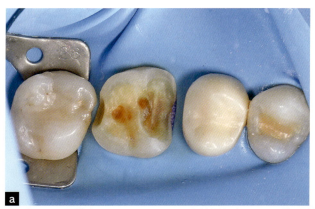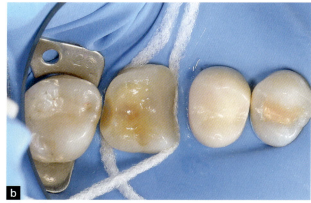

図18a, b　圧排糸，スーパーフロスを使用したラバーダム防湿での歯肉圧排．

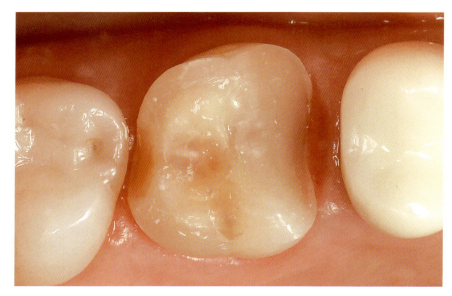

図19　セット前の歯肉の状態．炎症もなく良好な状態である．

CHAPTER 6

Immediate dentin sealing (IDS)

象牙質即時封鎖（IDS）の特徴とメリット

1990年代初頭から，印象採得の前にボンディング材（dentin bonding agent：以下，DBA）を使用して切削した新鮮な歯質表面を封鎖することが提案された[1,2]．これは，現在保険でも収載されている象牙質レジンコーティングと同じように思っていただけるとわかりやすいが，保険収載されている材料は非レジン系もあるため，その点は異なることを注意したい．

Pashley[1]と同年，猪越[3]は，低粘性コンポジットレジン（Protect Liner［クラレノリタケデンタル］）を用いた象牙質面保護法を報告している．ボンディング材と低粘性コンポジットレジンを組み合わせて使用した報告はこちらが初めてだと思われる．これらは，一般的に immediate dentin sealing（以下，IDS）[4]として知られており，レジンコーティング[5,6]，プレハイブリダイゼーション[7]，またはデュアルボンディング[2]とも呼ばれている．

これらの共通する点は，切削した汚染のない新鮮な象牙質を即時に封鎖することである．DBAを用いたIDSは，硬組織に浸透したモノマーによってハイブリッド層を形成することで，歯質への透過性を減少させ，歯質の保存，患者の快適性の向上（冷温痛などの回避），細菌汚染と漏洩の減少，歯髄の保護，接着強度の向上など，多くの利点を得られる．

一方で，レジンコーティングはエナメル質も対象としており[5]，セルフエッチングシステムの使用によって象牙質の直下に酸塩基抵抗層（acid-base resistant zone；以下，ABRZ）が生成され，象牙質に対する抗う蝕効果だけでなく，歯質自体の強化を行うことが可能で，最近では，セルフエッチングボンディング材とエナメルの界面でエナメル質におけるABRZも認識されていることから，歯質自体が強化され，う蝕や組織の劣化に耐えることからエナメル質まで覆う点が異なる[5]．

Magne[4]の論文では，IDS時にOptiBond FL（トータルエッチングタイプの3ステップシステム，Kerr）を使用している．

OptiBond FLはfilled adhesive systemといって，ボンディング材のフィラー含有量が48％と高い．しかし，多くのボンディング材のフィラー含有量は少ないため，強化IDSが推奨される[8]．強化IDSとはボンディング材の後にフロアブルレジンを追加することである．

本書では混同を避けるため，

- **IDS**：象牙質まで行うボンディング材でのコーティング
- **強化IDS**：象牙質まで行うボンディング材＋CRでのコーティング
- **レジンコーティング**：エナメル質まで行うボンディング材＋CRでのコーティング

とする．

Fig 1にそれぞれのイメージを示す．

筆者はIDSを2ステップセルフ

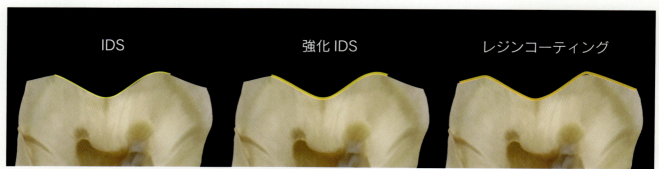

Fig 1 黄色：ボンディング材，オレンジ色：CR．IDSは象牙質まで，レジンコーティングはエナメル質まで覆う，アンダーカットがある場合や，う窩など凹んだ箇所はCRで充填を行う．

エッチングシステムのボンディング材（メガボンド2, クラレノリタケデンタル）とフロアブルレジン（ハイフロー）を併用し，DEJからエナメル質側にわずかに超えた部位まで行っている．また，う窩などで凹んだ場所に関してはeverX Flow（ジーシー）やバルクフィルレジンなどを積層充填し，修復物の厚みに差が出すぎないように注意している．エナメル質は修復物との接着の場としたいため，覆わない．

本CHAPTERでは，修復治療を長期で成功させるために必要な「接着力の最大化」と「重合収縮によるストレスの最小化」について，筆者が行っていることを解説する．

コラム⑨　オーバーレイでは接着が大切！

IDSからオーバーレイのセットまでは接着に関する知識が大切となる．

修復治療を長期で成功させるために，Allemanら[9]はFig II〜Vの4つが必要としている．

①接着力の最大化

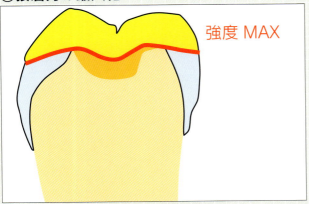

Fig II 重合途中のハイブリッド層の重合ストレスを減少させることで，接着強度は300〜400％増加する．生体模倣な修復は，天然歯のように機能し，機能的ストレスに耐えることができる．

②長期的な封鎖

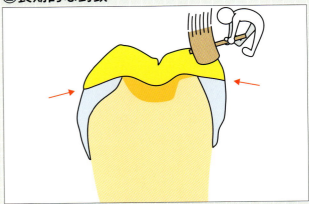

Fig III 強力な接着により，機能的ストレスがかかっても長期的なマージンシールを確立し維持することができる．

③生活歯髄の維持

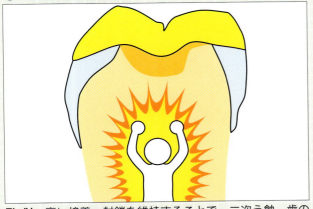

Fig IV 高い接着，封鎖を維持することで，二次う蝕，歯の破折，または歯髄が壊死することなく，長期的に機能することができる．

④残留ストレスの軽減

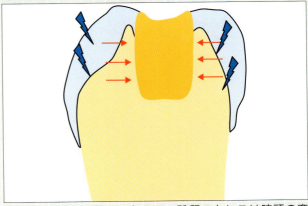

Fig V 視覚化は難しいものの，残留ストレスは咬頭の変形，接着の脱離，隙間，亀裂，痛み，そして二次う蝕につながる．最大限の接着強度を維持しながら残留ストレスを減少させることは，バイオミメティクス修復の究極の目標である．

接着力最大化のために守りたい3つのこと

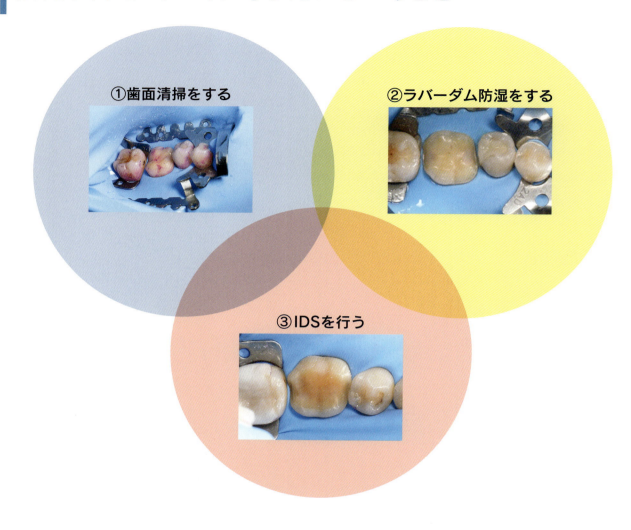

①歯面清掃をする　②ラバーダム防湿をする　③IDSを行う

 接着力最大化のために① 「歯面清掃をする」

前述のようにプラークの除去は必須である．必ずプラークを染め出して清掃することが必要である．

 接着力最大化のために② 「ラバーダム防湿をする」

ラバーダム防湿は接着修復に必須である．修復治療において，ラバーダム防湿の優位性を示す論文はいくつかある．

Heintzeらのシステマティックレビューメタアナリシスでは，修復治療においてはラバーダムによる隔離が望ましく，ラバーダムを用いた修復物は，補修を必要とする材料破壊が有意に少なく，全体の長寿命化に大きく影響していたと結論付けている[10]．

Mahnらの歯頸部修復に対するシステマティックレビューでは，ラバーダム防湿を用いて象牙質を粗面化した場合の修復物は，ラバーダムなしや非粗面化歯の場合の修復物より統計的に有意に高い維持

率を示した[11].

Falachoらは，ヒト第三大臼歯のエナメル質に対する口腔内での，ラバーダム防湿を用いた接着試験を報告している[12]．ボンディング材（OptiBond FLおよびPrime&Bond active[デンツプライシロナ]）と，ラバーダム防湿を併用したものと併用しないものを比較した．その結果，すべての二者間比較で統計的な差異が認められた．平均せん断接着強さは，ボンディング材の種類に関係なく，ラバーダム実験群でもっとも高い平均せん断接着強さが得られたことを示している．脱離などが，コットンロールを用いた簡易防湿と変わらないという論文も散見されるが，ラバーダム防湿は接着修復においては必須であると考えている．

接着力最大化のために③　「IDSを行う」

IDSは，前述のとおり切削した汚染のない新鮮な象牙質を即時に封鎖することである．通常，インレーなどは，削ってそのまま仮封をし，後日修復物のセットを行う．このように**切削後の象牙質がそのまま露出した状態でセット時に被覆されることをdelated dentin sealing（以下，DDS）と呼ぶ**．

DDSでは，仮着セメントの残留や象牙質表面への唾液などの浸透による接着不良が生じる可能性が高い．Hardanら[13]は，IDSに関する接着力のシステマティックレビューを示している．その結果，IDSとDDSを使用した場合の接着強度には有意差が見られ，とくに加速劣化試験を行った接着強度のデータにおいて，IDSの優位性が明らかになった．サブグループ分析では，この改善はとくに3ステップエッチング＆リンスシステムを使用した場合，または接着システムとフロアブルレジンの組み合わせを使用した場合にのみ観察されることを示している．

Gresnigta[14]はIDSとDDSを比較し，前歯ラミネートベニアの接着において，象牙質が1/4露出した状態での接着力は，DDSであってもIDSやすべてエナメル質の状態での接着力と有意差はなく，象牙質がすべて露出した場合，DDSでは接着力が低くなることが示されている．また，Josicら[15]は，術後の知覚過敏についてシステマティックレビューを示しており，IDSとDDSの有意差はないと報告されているが，これには2つの論文しか含まれず，論文数がかなり限られている．Varadanら[16]は，強化IDSとIDSのシステマティックレビューを報告している．強化IDSは，追加のフロアブルレジンをボンディング層の上に追加することを含み，レジン/セメントと象牙質インターフェース間のギャップ形成を減少させ，接着強度を向上させるとしている．

前述したが，OptiBond FLのフィラー含有量は48％と高い．しかし，多くのボンディング材のフィラー含有量は少なく，ゴールドスタンダードなボンディング材のひとつであるメガボンドは無機質フィラー含有量が約10％である[17]．国内で入手可能なボンディング材でもフルオロボンドⅡ（松風）のように無機質フィラーの含有量が40％以上のものもあるが，筆者はメガボンド2とフロアブルレジンによる強化IDSを行っている．

Carvalhoら[8]は，5つのボンディング材と，DDS，IDS，強化IDSを組み合わせて接着力を試験し，OptiBond FL以外は強化IDSを行ったほうが良いことを示している．通常のボンディング材はフィラー含有量が少なく，皮膜も薄い．ボンディング材のみでIDSを行う場合，皮膜が薄い部位はその後の操作でボンディング材がなくなってしまう可能性や，ボンディング材に生じる未重合層の厚みを考えた場合に，フロアブルレジンの追加により厚い皮膜を形成したほうが安全だと筆者は考えている．

また，ボンディング材はその上にCRが置かれ，追加で重合することにより未重層が重合されるため[18]，ボンディングの上には透過性の良いシェードのCRが良い．また，滑らかな面を作りたいため，筆者はハイフローのフロアブルレジンを使用し，う窩を充填する際にはバルクフィルレジンなどを使用している．

重合収縮応力を緩和させるために守りたい3つのこと

①間接（インダイレクト）または半間接（セミダイレクト）修復を用いて，エナメル質の置換を行う

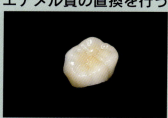

②HOB（接着のヒエラルキー）を理解する

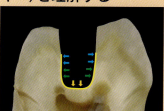

③ライニング・積層充填を行う

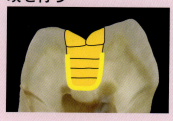

 重合収縮応力を緩和させるために①　「間接（インダイレクト）または半間接（セミダイレクト）修復を用いて，エナメル質の置換を行う」

　直接修復において問題となるのが，修復時の重合収縮である．間接修復や半間接修復では，直接修復に比べて重合収縮がかからないため，窩洞がある程度の大きさになった場合は重合収縮応力や，力のかかり方を考え，間接修復を選択するほうが良いと考える．

重合収縮応力を緩和させるために② 「HOBを理解する」

HOB（Hierarchy of Bondability，接着のヒエラルキー）とは，歯質によって接着強度が異なり（図1），その接着に要する時間も異なるという事実のことである．

これは，基質の違い（エナメル質と象牙質など），基質の状態（う蝕象牙質の内側と外側など），または硬組織の位置によるものである．これらの要因が異なると，ハイブリッド層の形成に要する時間や潜在的接着強度も異なるという点から理解しなくてはならない．

そもそもCRの収縮は，もっとも無機質で乾燥した形成面に向かって移動し（または「流れ」），もっとも湿潤な形成面から遠ざかるという性質をもっている．つまり，象牙細管が多くて湿潤な深部象牙質とエナメル質を同時に接着させると，エナメル質側に引っ張られて窩底部が剥がれてしまうということである．そのため，HOBを中和することが必要となる．

Pegadoら[19]は表層の象牙質と深部象牙質の接着強さを報告している．図2に示すように，表層の象牙質と比較し，深部象牙質では接着強さが有意に低下する．また，Yoshiyama[20]らは健全象牙質，う蝕影響象牙質，う蝕象牙質の接着強さを比較している．図3に示すように，健全象牙質と比較し，う蝕影響象牙質，う蝕象牙質の接着力は低下することがわかる．

HOBをイメージしたものを図4に示す．窩洞の上部と下部を連結させないように気をつける（とくにエナメル質は避ける）．窩洞をCRでバルク充填し，光照射したときのイメージを図5に示す．窩底部は上部に引っ張られ，重要な接着面が剥離する可能性がある．

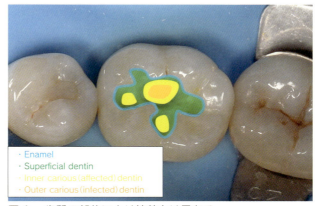

図1　歯質の部位により接着力は異なる．

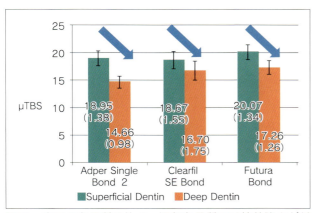

図2　表層の象牙質に比べ，深部象牙質では接着強さが低下する．＊参考文献19より改変・引用

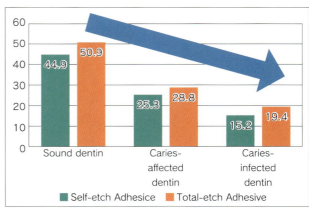

図3　象牙質の違いによる接着強さの違い．健全象牙質と比較し，う蝕影響象牙質，う蝕象牙質と接着力は低下する．＊参考文献20より改変・引用

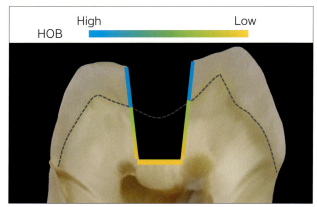

図4 HOBの上位から下位のイメージ．窩洞の上部と下部を連結させないように気をつける．

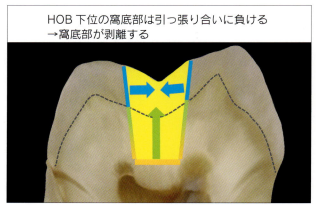

図5 窩洞をCRでバルク充填し，光照射したときのイメージ．窩底部は上部に引っ張られ，重要な接着面が剥離する可能性がある．

重合収縮応力を緩和させるために③ 「ライニング・積層充填をする」

　CR修復で「ライニングをすること」，「1回の充填は2mm以下」にし，「積層充填をする」ということを行っている先生方は多いと思う．

　Chikawaら[21]はバルク充填と積層充填での窩底部への接着を報告している．図6に示すような窩洞において，バルク充填をコントロールとして積層充填の方法を比較したところ，1-1-1の三分割で充填したものが窩底部との接着力がもっとも優れており，1-2，1-1，2-1，コントロールの順で接着力は低下した．Nikolaenkoら[22]は，C-factorの高い1級窩洞で10通りの充填方法を行った結果を示している．図7に示すのはもっともC-factorの低い平面に対して3種類のボンディング材を使用して充填したときの接着力である．

　図8では，C-factorの高い1級窩洞に対して10通りの充填方法をした場合の接着力を示している．水平的な1mmずつの積層充填，フロアブルレジンによるライニングが効果的であることがわかる．また，ボンディング材によってはテストできない試料が多かったことがわかる（図9）．

　オーバーレイにおいては窩洞が深く，アンダーカットを埋めることや修復物の厚みを一定にするためにビルドアップが必要なとき，IDS後にCRを一層ひくだけでなく，充填していくこともある．薄いフロアブルレジンでライニングを行うと，図10に示すように各HOB間での引っ張り合いが起こらなくなる（このとき，エナメル質にはライニングを触れさせない）．この際，フロアブルレジンによるライニングを薄くひくことには訳がある．

　C-factorはよく聞くが，CR充填を行う際にもうひとつ気をつけたいのがV-factorである．VはVolumeのVである．Bragaらは，C-factorと漏洩について報告している[23]．実験では図11に示すように2種類の高さと4種類の直径のCR充填を窩洞に行い，漏洩を評価している．図12に結果を示す．各試料の容積とC-factorの関係とC-factorと漏洩の関係を見てみると，C-factorが低いにもかかわらず，容積が大きくなると漏洩が増えているのがわかる．**つまり，C-factorだけを考えてもだめであり，容積，つまりV-factorも考える必要がある**．とくに窩底部においては重合収縮応力の影響を最小限にしたいため，薄い層（0.5mm程度）の層にする必要がある．これは前述したChikawaら[20]の研究でも窩底部に近い層のCRの容積が小さいほうが接着力が高いことからも重要であることがわかる．また，Boaroらはさまざまな高さ（0.5，1，2，4mm），直径（4，6，8mm）の試験片を作成し，これらに自己硬化型コンポジット（Bisfil 2B，

CHAPTER 6　Immediate dentin sealing (IDS)

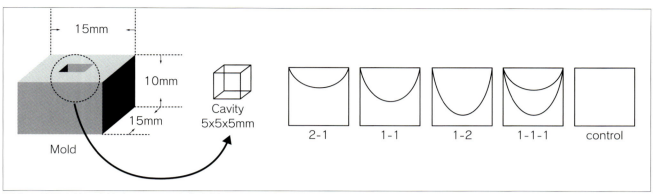

図6　積層充填の方法を示す．＊参考文献21より改変・引用

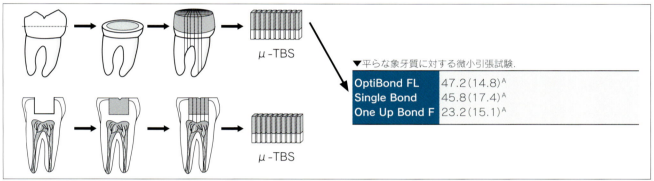

図7　3種類のボンディング材を使用したときの平面での接着力．＊参考文献22より改変・引用

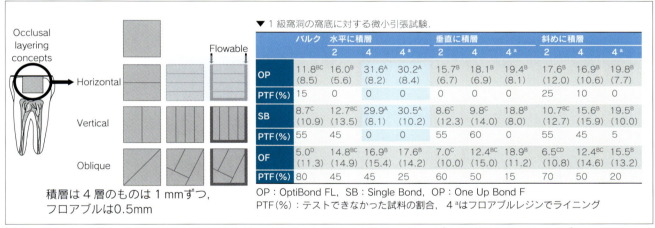

図8　C-factorの高い1級窩洞で10通りの充填方法を行った結果．水平的な1 mmずつの積層充填，フロアブルレジンによるライニングが効果的であることがわかる．＊参考文献22より改変・引用

Bisco)を入れて重合収縮を観察し，V-factorに正の相関が認められたことを示している[24]．IDS時はボンディング後，薄いライニング層を充填し，う窩にはビルドアップを行うが，その際には水平的に1 mm程度ずつ，積層充填をしていく．

99

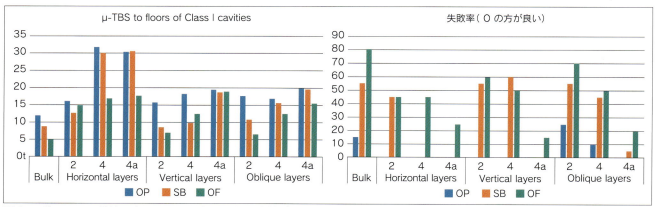

図9 ボンディング材によってはテストできない試料が多かったことがわかる．＊参考文献22より改変・引用

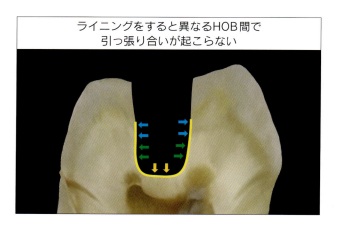

図10 フロアブルレジンによるライニングによりその後のライニング部のHOBがなくなる（すべてレジンになるため）．

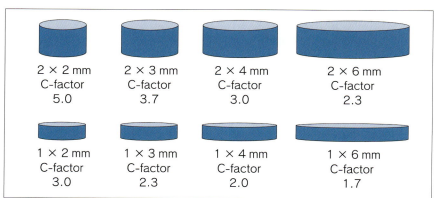

図11 2種類の高さと4種類の直径のCR充填とC-factorの値．＊参考文献23より改変・引用

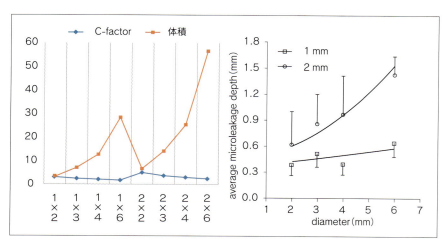

図12 各試料の容積とC-factorの関係（左図）とC-factorと漏洩の関係（右図）．C-factorが低いにもかかわらず，容積が大きくなると漏洩が増えているのがわかる．＊参考文献23より改変・引用

IDSの未重合層は，印象にも仮封にも影響するので注意する

印象採得

　印象採得の方法は従来の寒天アルジネート印象や，シリコーンラバー連合印象，IOSによる印象採得が可能であるが，1点注意しなければならないことがある．それがIDSによる未重合層の問題である．

　この未重合層は，oxygen-inhibition layer（以下，OIL）とも呼ばれ，酸素と接触することによって重合しない外側の表面で，最大40μmにも及ぶことがある[25]．高野ら[26]はレジンコーティング後の印象材との相性を報告している（**表1**）．アルコール綿球で未重合層をぬぐったものとそうでないものを3つの印象材で印象採得し，コーティング面と模型の評価をしている．その結果，レジンコーティングを行った窩洞を，付加型シリコーンラバー印象材を用いて印象採得した場合，コーティング面を汚染してしまうことがわかった．

　また，正確な模型を再現することは困難であり，かえって修復物の適合精度や歯質との接着を低下させる原因となることから，レジンコーティングした面には寒天アルジネートの連合印象を推奨している．さらに，Magneら[27]らはIDSのみと酸素を遮断して重合，酸素を遮断して重合しラバーカップで研磨という3種類の状態と2種類の印象材を比較している．未重層がある場合，両方の印象材で100％印象不良（未重合印象材）が発生した．酸素遮断して重合したグループでも，未重合印象材や印象面への

付着物が生じている．酸素を遮断して重合しラバーカップで研磨したグループでは，Extrude（Kerr）で理想的な印象ができたが，Impregum（3M ESPE，現ソルベンタム）との組み合わせでは50％以上の試料で印象不良を示している．

　Sinjariら[28]はMagneら[27]が光学実体顕微鏡を使用していたのに対して，電子顕微鏡を使用して詳細な検討を行っている．Sinjariら[28]はIDS＋酸素遮断，IDS＋酸素遮断＋プロフィーペーストで研磨，IDS＋酸素遮断＋プロフィーペーストで研磨＋界面活性剤（マルセイユ石鹸）で研磨の3つの方法とMagneら[27]と同じ印象材を使用して未重合層の影響を検討している．その結果，IDS＋酸素遮断＋プロフィーペーストで研磨＋界面活性剤で研磨の群では残留印象材はまったく生じなかったが，IDS＋酸素遮断＋プロフィーペーストで研磨では残留印象材があったことを示している．

　このことから，**界面活性剤の使用は，OILを完全に除去し，IDSの利点を最大限に享受するために不可欠**であることが示されている．筆者はPMTC用のブラシと研磨剤（プレサージュ，松風）に加え，フッ素フリーの歯磨剤を使用して1,000〜2,000回転程度で未重合層を除去している．その後，エナメル質窩縁をシリコーンポイント（松風シリコンポイントFGアット5，茶色，松風）で整えるが，削片が未重合層の残存部位に付着するため，同部を再度ブラシで除去している．

表1　アルコール綿球で清拭したものとそうでないものと印象材の組み合わせで，コーティング面が非常に滑沢なもの（◎），滑沢なもの（○），曇っているもの（△），汚染されているもの（×）の4段階で判定．＊参考文献26より改変・引用

		Protect Liner F		SB Coat	
		Wipe	Non-wipe	Wipe	Non-wipe
印象材	寒天（アロマロイド）	◎	○	◎	○
	縮合型シリコーン（トシコン）	○	○	○	○
	付加型シリコーン（エグザファイン）	×	×	×	×

これらの結果から，シリコーン印象を行う際には残存している未重合層の除去が必須になる．また，寒天アルジネート印象や，IOSでの印象採得を行う際にもその後の仮封でレジン系の仮封材を使用する場合，未重合層は除去する必要がある（後述）．

現在筆者はIDS後，オキシガード（クラレノリタケデンタル）を使用して酸素を遮断し，再度光重合し，ブラシ＋プレサージュ（松風），歯磨剤を使用して未重合層を除去し，IOS（プライムスキャン，デンツプライシロナ）で印象採得，患歯は，片顎用トレーを使用してシリコーン印象も行っている．シリコーン印象も行うのは，模型上での調整や，縁下にかかる部位でIOSでは撮りきれない部位を補い，技工操作をしやすくするためである．IOSのみ，または寒天アルジネートで印象採得をし，レジン系以外での仮封や，テンポラリークラウンなどを装着する場合は未重合層を完全に除去する必要はないと考える．

仮封

IDSやレジンコーティング後の仮封は前述したように未重合層が問題となる．二階堂ら[29]はユージダイン（ジーシー昭和薬品），テンポラリーパック（ジーシー），Cavit-G（３M），DualSeal（東京化成工業），Fermit（イボクラールビバデント）で仮封をし，その後のデュアルキュアセメントとの接着力を報告している．結果として，水硬性仮封材であるCavit-Gでもっとも高い接着強さを示し，プロテクトライナー面の仮封に対して有効であることがわかった．

ユージノール系，非ユージノール系仮封材では，コントロールと比べて有意差はなく，レジン系仮封材であるDualSealやFermitは仮封材の除去が困難であり，しかも他の仮封材に比べて有意に低い接着強さを示したことから，プロテクトライナー面の仮封材としては，不適当であることが判明した．レジン系仮封材では，未重合層が残存している場合，同部に接着してしまい，仮封材が残存し，接着力が落ちてしまうことがあるため，未重合層の適切な除去は重要となる．

図13～15に簡単な実験を示す．強化IDS後に未重合層を除去するために**図13**に示す処置を行った．それぞれの面に対してシリコーン印象（アクアジルウルトラ，デンツプライシロナ）を行った後の状態を**図14**に示す．強化IDSのみの場合，波打った面が認められた．次に光重合型仮封材（エバダインプラスIP，ネオ製薬）にて仮封をし，除去したときの強化IDS面を**図15**に示す．①，③は明らかに仮封材が残存している．②，⑤はわずかに仮封材の残存を認め，④，⑥は仮封材の残存は実体顕微鏡レベルでは認められなかった．未重合層を除去するためには最低でも④，⑥のような方法が必要であることが推察された．

未重合層の除去，仮封の手順

実際の未重合層の除去の手順を示す（**図16**）．ボックス部にはブラシが届かないことが多いため注意が必要である．細いブラシでもなかなか届かないこともある．シリコーンポイントでエナメル質の形態修正を行うと削片が未重合層に付着して可視化される．頬舌側にもエアブローした際にボンディング材が付着しており，オキシガードを使用して酸素を遮断しても未重合層が残っているため，除去する必要がある．ブラシが届かない部位ではグリシンパウダーでの除去や，細いバーでの一層削除を行っている．状況に合わせて器具を選択することが肝要となる．

未重合層が残存している場合は，IDS面に分離剤（ウォッシャブルセップ，サンメディカル）を少量塗布し，レジン系仮封材で仮封することや，分離剤を塗布し，即時重合レジンでテンポラリーオーバーレイを製作し，仮着することが良いと思われる．また，オーバーレイの形態は仮封が脱離しやすい．仮封が脱離すると歯の移動が起こり，修復物の歯間がきつくなり，修復物が入らない原因になるため，自分なりの脱離しない仮封方法を選択する必要がある．

筆者はエバダインプラスIP（ネオ製薬）を使用している．またテンポラリーオーバーレイを製作し，仮着することもある．患者に仮封が外れないように注意するようにしっかりと指導することが必要である．

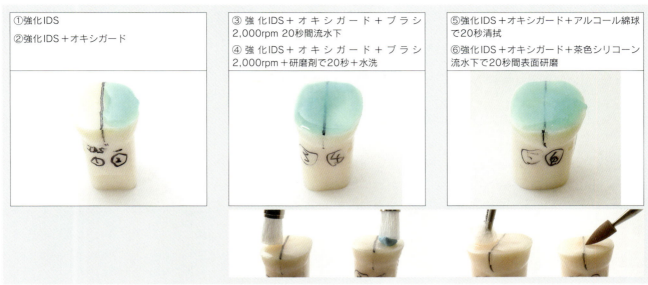

図13 強化IDS後にさまざまな方法で未重合層の除去を行った．

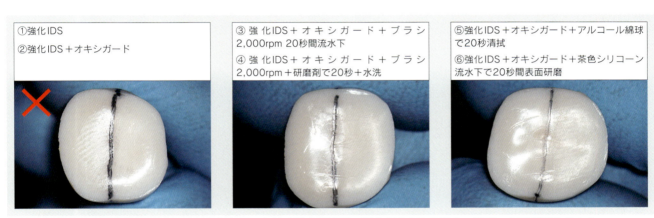

図14 未重合層を除去後にシリコーン印象を行った後の強化IDS面．強化IDSのみの場合，波打った面が認められた．

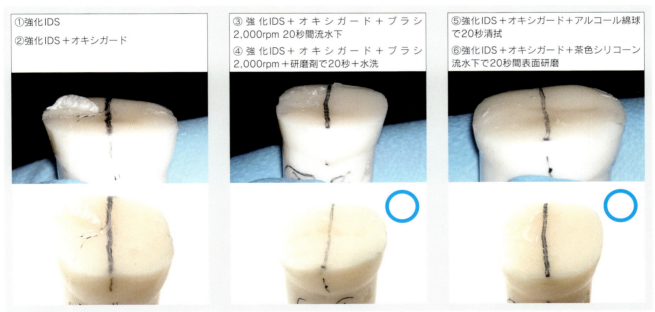

図15 IDS後に仮封を行い，除去した状態．①，③は明らかに仮封材が残存している．②，⑤はわずかに仮封材の残存を認め，④，⑥は仮封材の残存は実体顕微鏡レベルでは認められなかった．

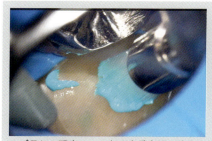 ▲ブラシ+研磨ペーストで未重合層の除去を行う
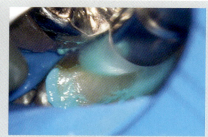 ▲ブラシでは近心のボックス部に届かない
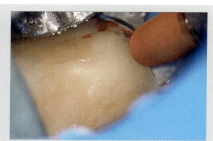 ▲シリコーンポイントによるエナメル質の形態修正
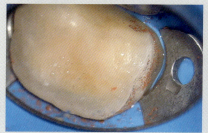 ▲シリコーンポイントの削片が付着している部位は未重合層が残存している部位である
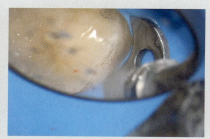 ▲グリシンパウダーで除去
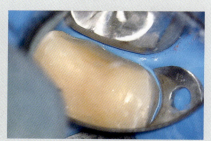 ▲ボックス部にもグリシンパウダーは届く

図16　実際の未重合層の除去の手順.

ラバーダム防湿下でのIOSの活用

現在IOSが保険にも収載され，IOSを使用する医院も多くなってきたと思われる．

オーバーレイはIOSとの相性が良い治療だと思われるが，ラバーダム防湿を活用することにより，その印象をより簡便にできる可能性があるため，手順を以下に解説する．

①上下顎の印象採得，咬合採得までを通法に従って行う
②患歯の部分をトリミングする
③支台歯形成，IDS等まで終了したらラバーダム防湿下でトリミングした部分を追加スキャンする（隣接歯から開始する）

この方法には利点・欠点があるため，理解したうえで行う必要がある．主な利点・欠点を図17に示す．

利点	欠点
・ラバーダム防湿により舌や頬粘膜の排除ができる ・隣接面がわずかに歯肉縁下でもラバーダム防湿により圧排され，IOSでの印象採得が可能 ・唾液や，血液などがない状態でスキャンをすることができる	・ラバーダムシートにより，わずかにコンタクト圧が変わる可能性がある ・クランプが邪魔になり最後臼歯などでは印象採得が困難 ・2度スキャンする必要がある

図17　ラバーダム防湿下でのIOS活用の利点・欠点.

CHAPTER 7

オーバーレイの接着操作

オーバーレイの接着操作

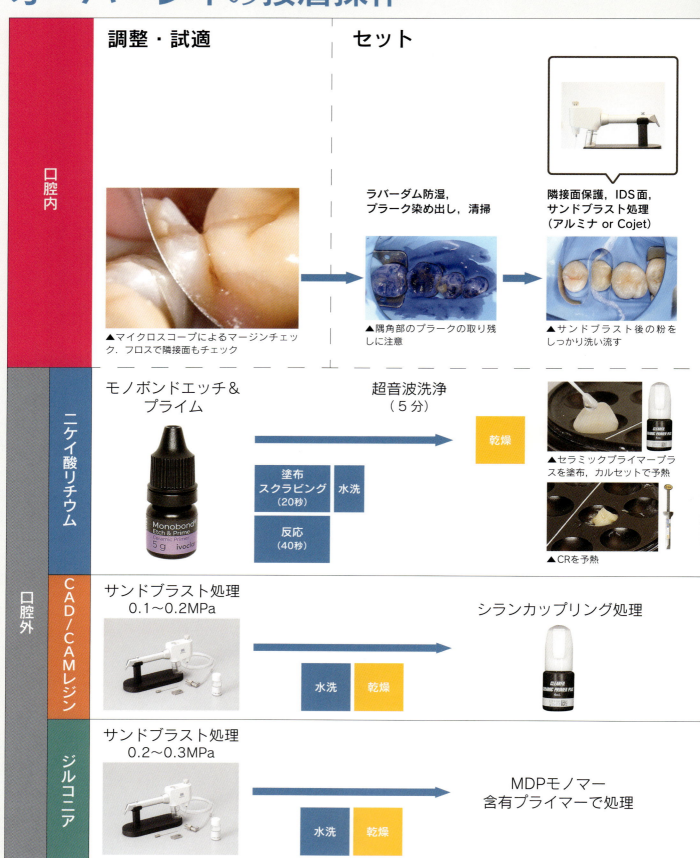

CHAPTER 7 オーバーレイの接着操作

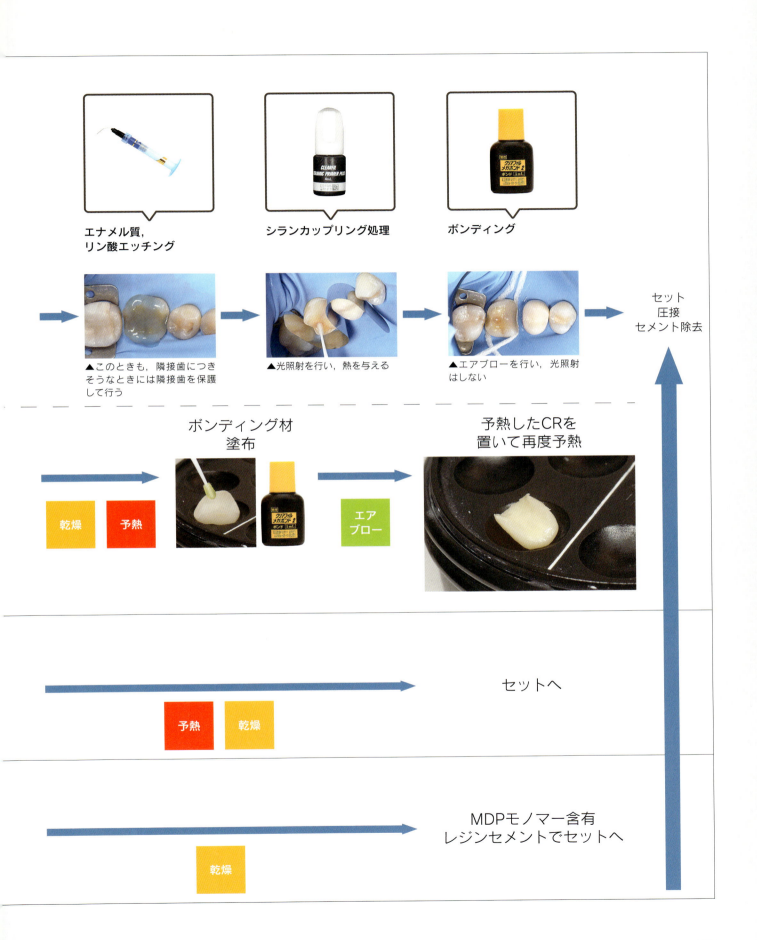

試適

オーバーレイはセラミックインレー同様，セット後に咬合調整を行わなければいけない．よってセット前には試適をし，隣接面のコンタクト圧，適合が適切であるかを確認する．

オーバーレイのコンタクト圧を確認する場合には，修復物を押さえて確認する必要がある．その際，筆者はピンセットではなく，ベニア/インレースティックス（モリムラ）を使用している（**図1**）．オーバーレイが薄い場合などにピンセットだと力が集中して破折などをする危険性があるが，同製品は先端がゴムであり，修復物破折のリスクが少なく，面で押さえられるため重宝する．アシスタントにオーバーレイを押さえてもらい，フロスを使用して隣接面の確認を行っている．**図2〜5**に最初の試適時と調整後の試適の適合状態を示す．なお，コンタクト圧が強いとオーバーレイが浮き上がっていることもあるため，注意をする（**図2，3**）．

調整時にはビトリファイドダイヤ（松風），ジルコシャイン（松風），マイジンガーポリッシャーHP170（GC），口腔外での最終研磨に用いるロビンソンブラシとジルダイヤ（IDM）を使用している（**図6，7**）．

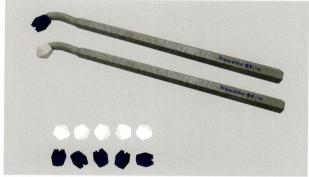

図1　ベニア/インレースティックスは，先端がゴムになっているため，安定して修復物を押さえることができる．

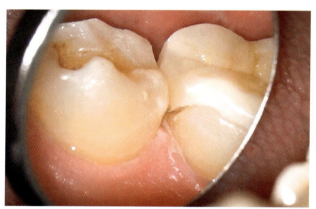

図2　試適時近心舌側のマージンの不適を認める．

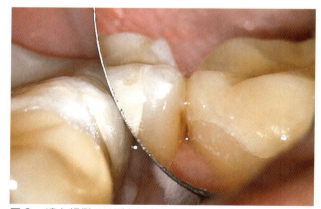

図3　遠心頬側では近心ほどの不適は認めない．

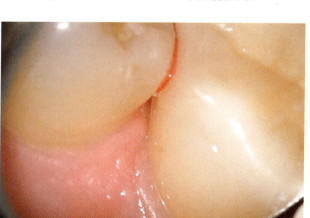

図4　近心のコンタクト圧が強かったため，調整研磨後に試適をすると適合が良くなっていることがわかる．

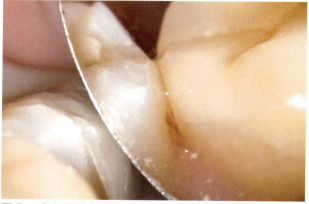

図5　遠心頬側も近心コンタクトの調整後，適合が良くなっていることがわかる．

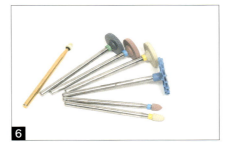
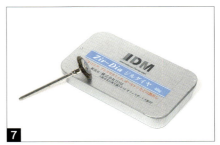

図6 口腔外での咬合調整・研磨に使用するビトリファイドダイヤ(松風)，ジルコシャイン(松風)，マイジンガーポリッシャーHP 170(GC).
図7 口腔外での最終研磨に用いるロビンソンブラシとジルダイヤ(IDM).

それぞれの被着面への接着処理

オーバーレイの接着処理

オーバーレイ接着の際には通常のクラウンのような維持形態や抵抗形態が期待できないため，接着力を最大化させる必要があり，歯と修復材料それぞれに対する適切な接着処理が必要となる．そのためには表面の清浄化，接着剤の濡れを良くするための表面改質，接着剤をしっかりと硬化させることが肝要である．Roccaら[1]は各被着面に対する処置を表1のように示している．強化IDSをしている場合，基本的に象牙質は露出していない状態となるため，支台歯側はエナメル質，CRへの処理となり，修復物は何を使用するかによって処理方法を変えなくてはならない．

しかし，前述したように，どのような接着処理や，セメントを使用したとしても，プラークの上に接着をしても適切な接着は得られないため，まずはプラークの除去が重要となる．また，多くの場合，仮封材と支台歯の間にもプラークは認められるため，仮封をしているからといって安心してはならない．

表1 それぞれの被着面に対する処置方法．＊参考文献1より改変・引用

	象牙質		エナメル質	CR	シリカ系セラミックス
	セルフエッチングシステム	エッチアンドリンスシステム			
コンディショニング	セルフエッチングプライマー (10秒, 乾燥)	プライマー (10秒, 乾燥)	リン酸 (40秒)	アルミナサンドブラスト (27～50μm)	フッ化水素酸
プライミング		プライマー (10秒, 乾燥)		シランカップリング (60秒, 乾燥)	シランカップリング (60秒, 乾燥)
ボンディング	ボンディングレジン (10秒, 乾燥)	ボンディングレジン (10秒, 乾燥)	ボンディングレジン (10秒, 乾燥)	ボンディングレジン (10秒, 乾燥)	ボンディングレジン (10秒, 乾燥)

支台歯に対する接着処理

図8，9に示すように支台歯はIDS，強化IDSをした場合は接着する面のエナメル質と，ボンディング材またはCRが露出しており，マージン窩縁のエナメル質も接着処理の対象となる．レジンコーティングをしている場合，露出しているのはCRで，その周囲のエナメル質までが接着処理の対象となり，基本的には象牙質は露出していないため，接着処理の対象とはならない．

オーバーレイ修復 超入門

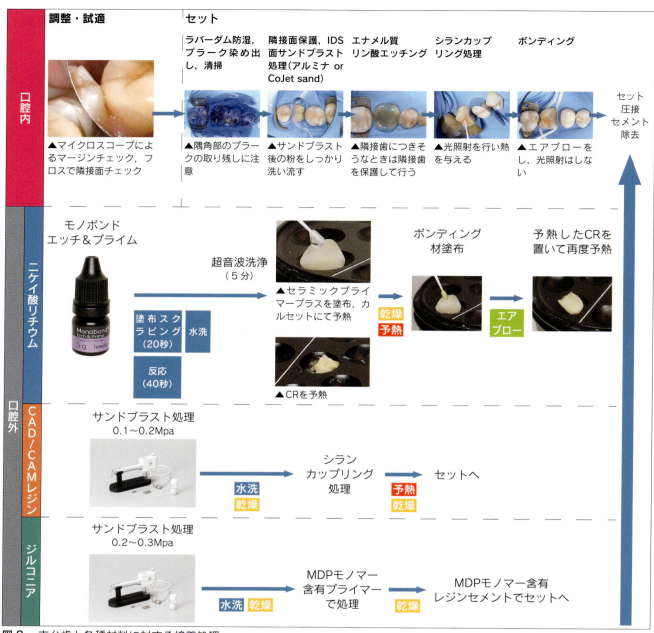

図8 支台歯と各種材料に対する接着処理.

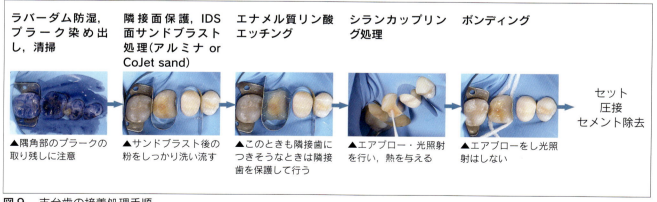

図9 支台歯の接着処理手順.

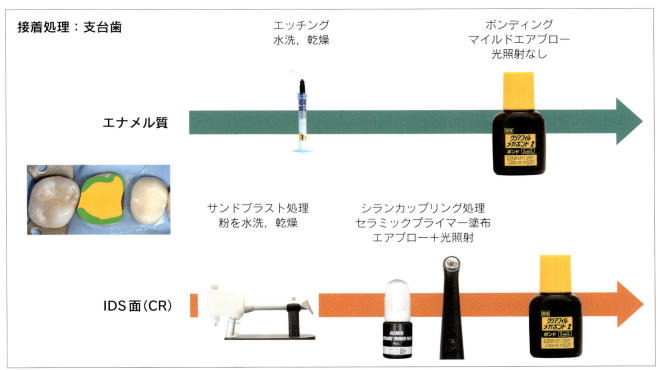

図10 支台歯への部位別処理手順．

IDS面，CRへの接着処理

CRへの処理は即日修復で未重合層が残っている場合には，唾液への汚染に対する対応（カタナクリーナー〔クラレノリタケデンタル〕等での処理）を行う．未重合層を除去し，仮封などをしている場合には，サンドブラスト処理（アルミナやCoJet sandなど）を行い，エナメル質のエッチング後にシランカップリング処理を行う（**図10**）．

コラム⑩　サンドブラスト処理の有効性

Rodrigues JrらはCRの補修修復について報告している[2]．2種類のCR(Filtek Z250, Filtek Supreme)を9日間加速劣化させ，その後4種類の表面処理（フッ化水素酸，コースのバーで削る，サンドブラスト〔アルミナ，CoJet sand〕），3種類の接着処理（ボンディング材，シランカップリング処理，シランカップリング処理＋ボンディング）をしたときの接着力を示している．その結果，サンドブラストや，CoJet sandによるシリカコーティングがより優れた接着強度を示した．

また，Z250のようなマイクロハイブリッド材料では，フィラーのサイズが大きくて表面積が広いため，サンドブラストやシリカコーティングなどの表面処理によって，より効果的な接着が得られると考えられ，一方，Supremeのナノフィラー構造は，フィラー表面に対するシランカップリング剤との反応が限定的であり，Z250に比べて接着強度が低くなる傾向が確認された．

強化IDSをした後のCRは仮封しているといえど，口腔内環境にさらされる．その状態からどのように処置するかは重要で，サンドブラスト処理が有効であることがわかる．

エナメル質への接着処理

エナメル質に対してはエッチングが行われる．新鮮切削面へのエッチングは不要であるが，仮封などが行われているため，接着するエナメル質と修復物のマージンの未切削エナメル質を含めてエッチングを行う．エッチングの時間は20秒以内である．

サンドブラスト処理をエッチング後に行ってしまうと，エッチングしたエナメル質にサンドブラストが当たってしまい，エッチングパターンが破壊される可能性が高いため，サンドブラスト処理後に行う．エッチング後にCRへのシランカップリング処置を行い，エナメル質，強化IDS部を含めてボンディングを行う．

ボンディング材の塗布時には，エッチングパターンを破壊しないよう，軽圧でボンディング材を塗布し，弱圧のエアブローでボンディング層を均一化する．このとき，ボンディング材を多量に塗布するとエアブローした際に周囲に厚みをもって残ることがあり，セット後に除去する手間が増えるため，必要最小量の塗布を心がける．CR充填ではここで光照射を行うが，セット時にはボンディング材による浮きが発生してしまうため，光照射をせずに，次の操作へと移る．

サンドブラスト処理，リン酸エッチング，ボンディングを行う場合は，隣接歯に触れないようマトリックスバンドや，テフロンテープなどで隣接歯を保護する必要がある．シランカップリング剤の塗布後は光照射を行い，熱を加えることによりシランカップリング剤の結合を促進する．

サンドブラスト処理時や，エッチング時，ボンディング時には隣接歯を保護し，隣接歯の誤脱灰や，隣接歯への誤接着を防ぐ必要がある．必要なステップは図11の通りである．また，隣接歯の保護方法については図12を参照されたい．

▶隣接歯の保護が必要なステップ

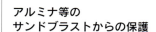
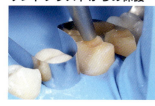
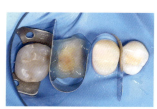

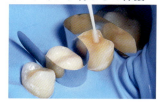

Point
ここでサンドブラストした粉末が残らないようにしっかりと周囲を洗浄しておく必要がある．とくにクランプ最遠心に粉がたまりやすいため注意．
マトリックスバンドや，テフロンテープの隙間にも入り込むので，エッチング材洗浄後，マトリックスバンドを一度外して粉が残っていないか確認する．
残っているとこの後の作業でエアブロー時に接着面に粉が混入する．

図11　隣接面保護のポイント．

▶隣接歯の保護方法

①マトリックスバンド

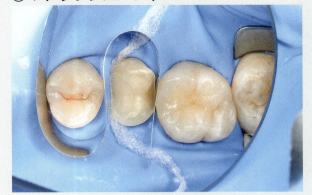

- 利点
  設置が容易，撤去も容易なため，サンドブラスト後の粉を洗浄するときに外して洗浄，再設置をしやすい．

- 欠点
  コストがかかる，安定しにくい場合もある．

②テフロンテープ

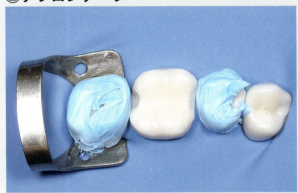

口腔内で使用可能な製品（TDVアイソテープ，ホワイトテフロンテープ〔モリムラ〕）の使用をお勧めする．

- 利点
  安価，薄く延ばすことにより，装着したままセットが行える（慣れないとセット時のコンタクトがきつくなるため修復物が浮く可能性あり）．

- 欠点
  設置が困難，時間が多少かかる．サンドブラスト後の粉の処理で一度外して装着し直すなどすると時間がかかる．安定しにくい．

③シーリング材

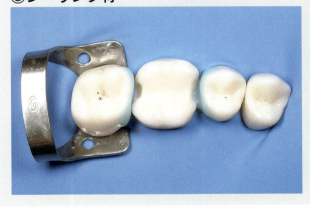

※ラバーダム防湿に使用するシーリング材を隣接歯保護に使用する

- 利点
  安価，設置が容易（歯間に十分なスペースがある場合）．

- 欠点
  歯間が狭いと支台歯に付着する恐れがある．外すときに支台歯の接着面にカスが付着する恐れがある．

図12　3つの隣接面保護方法の利点・欠点．

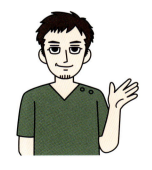

隣接歯を保護する方法，3つ紹介します！

修復物に対する接着処理

3つのマテリアルの接着処理

本項では主に使用されていると思われる3つの材料（ニケイ酸リチウム，CAD/CAMレジン，ジルコニア）について解説を行う．基本的にどの修復物でも試適をするため，その際に唾液や血液で修復物は汚染されてしまう．それらの接着阻害因子を除去し，材質にあった接着処理を行うことがこの3つの材料で共通する重要なこととして挙げられる．

ニケイ酸リチウムの場合

石井らは唾液で汚染されたセラミックスへの処理にリン酸，Ivoclean（イボクラールビバデント），フッ化水素酸（以下，HF）で処理をした後に接着させてサーマルサイクルテストを行い，長期接着耐久性がもっともすぐれていたのはHFでの処理であったことを報告している[3]．

しかしながら，HFでのエッチングを過度に行うことは逆効果となる．Zogheibらは，HFでの処理時間を延長すると表面粗さは増すが，曲げ強度は低下すると示しており，4.9%HFでは20〜60秒に処理時間を収める必要があることを示している[4]．Carlaらは，IPS e.max Press（以下，e.max）の表面に5％，9.6％，20％のHFで処理後，リン酸で処理したものと，Monobond Etch-and-Prime（イボクラールビバデント）で処理したものを，電子顕微鏡を使用し，表面性状を観察している．5%HFを20秒使用した場合，表面性状は最適で，高濃度のHFでの処理は表面に深刻な不規則性を生じさせ，接着性を低下させる可能性があるとしている[5]．

またSudréらは，e.maxのHFでの処理とリン酸の併用による表面粗さ，およびレジンセメントとの接着力を評価している（**図13**）[6]．10％HFで40秒処理した群がもっとも高い表面粗さを示した一方，接着強度は5％HFで40秒処理した群がもっとも高かった．この結果は，HFがガラス状マトリックスを溶解させ，リチウムジシリケート結晶を露出させることによって，セラミック表面にマイクロメカニカルな保持力が生じるためと考えられる．酸の濃度や暴露時間が長くなると，結晶構造が過度に破壊されて接着強度が低下する可能性があり，とくに10％HFで60秒処理した群では，リチウムジシリケート結晶が破壊され，接着強度の低下が見られた．また，リン酸処理を追加することで，さらに結晶のピークが破壊される可能性も示唆されている．酸処理を行わなかったコントロール群では，接着力が低いことがわかる．

Magneらは，HF処理後には大量の結晶質が生じことを示している[7]．それらの除去をするために，マイクロブラシと37.5％リン酸（UltraEtch，

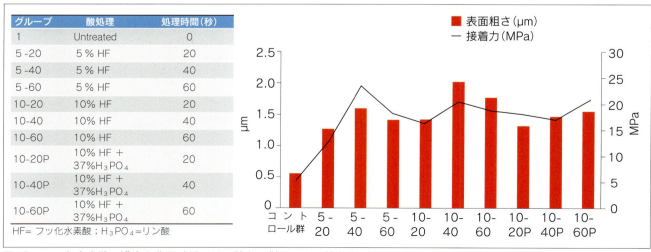

図13 フッ化水素酸の濃度と作用時間，リン酸との併用による接着力，表面粗さ．＊参考文献6より改変・引用

Ultradent）を用いて1分間優しくブラッシング→20秒間水洗→蒸留水で5分間超音波洗浄機にて洗浄し，HF処理だけのものと，リン酸および超音波で洗浄したものの接着力を比較しており，HFでのエッチング後の洗浄を行わなかった場合，接着強さは約50％低下した．材料はIPS Empress（リューサイト強化セラミックス）である．このようにガラスセラミックスに対してはHFでのエッチングが有効とされている．

また，HF処理後はシランカップリング処理を行うことが推奨される．ガラスセラミックスは化学的に安定している無機質であり，そのままではレジンセメントとの接着性を示さないため，主成分であるシリカに接着性を付与するためにシランカップリング処理が必要となる．Kalavacharlaらは，IPS e.max CADに各種処理をした後にボンディング材を塗布し重合，Z100（3M，現ソルベンタム）を接着させたときの接着強さを報告している（**表2**）[8]．シランカップリング剤の使用はどの群でも接着力が向上し，HFとシランカップリング処理の組み合わせによりとくに接着強さが向上することがわかる．また，シランカップリング剤塗布後，エアブローを行って加熱することにより，結合が強固で安定したシラン処理表面となる[9]．予熱のために，筆者は**図14**に示すカルセット ポーセレンベニアトレーセット（ヨシダ）を使用している．この商品は37，54，68℃に温度設定が可能で，68℃に予熱したところにシランカップリング処理をしたオーバーレイを置いて予熱する．また，後述するCRも同時に予熱を行う．このようなものがない場合，光照射器で光

表2 HF処理だけでも接着強さは増すが，シランカップリング処理をすることによりHF処理をしなくても接着強さは増す．＊参考文献8より改変・引用

	接着力，MPa	
	シランなし	シランあり
No HF	1.82 ± 2.0 A (control)	12.55 ± 5.0 A (S)
5 % HF	19.08 ± 3.0 B （5 HF）	40.47 ± 4.2 B （5 HFS）
9.5% HF	24.93 ± 2.6 C （9.5HF）	37.50 ± 5.1 B （9.5HFS）

Abbreviations : 5 HF, 5 % hydrofluoric acid (HF) etch for 20s ; 9.5HF, 9.5% HF etch for 60s ; S silane with no HF ; 5 HFS, 5 % HF for 20s + silane ; 9.5HFS, 9.5% HF for 60s + silane.
[a] *Groups in each column with similar capital letters are not statistically different.*

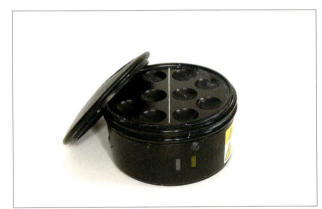

図14 カルセット ポーセレンベニアトレーセット（ヨシダ）．

コラム⑧　HF処理後の注意点

HF処理後は**図15**のように内面が白濁する．HF処理後や納品時にニケイ酸リチウム内面を観察すると，まれに赤矢印に示すようにグレーズ材が入り込んでいる場合がある．その際には同部を削り，処理をしないことには適切な接着は得られないため注意する．歯科技工士との連携でも気をつけるべき重要なポイントである．

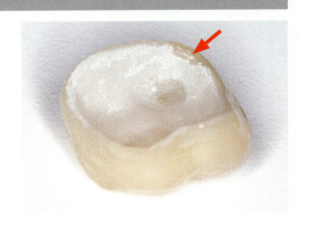

図15 HF処理後のニケイ酸リチウムクラウン内面，白濁している部分がエッチングされている部分である．赤矢印部分はグレーズ材がクラウン内面に入り込んでいる．

照射を繰り返すことによってシランカップリング処理後の加熱乾燥を促進することもできる.

歯科技工所でHFの処理まで行われていることもあるが，その場合，試適後はリン酸などで唾液汚染の除去を行い，シランカップリング処理を行う.

二ケイ酸リチウムへの処理は，HF→リン酸→超音波洗浄→シランカップリング処理→予熱が良いと思われるが，HFは毒物であることが大きな問題となる. 廃液の処理や，換気，事故が起こった場合などを考えるとMonobond Etch-and-Primeを使用することを第一に考えたほうが良い. また，歯科技工所でHF処理をしてくれるところもあるため，医院でのリスクを減らすためには使用しないことを選択することも大切である.

Monobond Etch-and-Primeを使用する場合には，20秒塗布（スクラビング）→反応（40秒待つ）→水洗（必要に応じて超音波洗浄）→乾燥となる（図16）.

Monobond Etch-and-Primeは，テトラブチルアンモニウム三フッ化二水素をエッチング剤として使用してエッチングとシランカップリング処理を同時にできる製品であり，ここでシランカップリング処理まで終了したこととなる. エッチング効果は低いが，安全に使用できるのは良い点である.

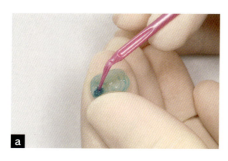 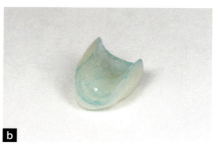

図16a, b　20秒塗布（スクラビング）→反応（40秒待つ）させ，水洗を行う.

CAD/CAM（ハイブリッドレジン）の場合

保険でも収載されているが，ハイブリッドレジンでは，サンドブラスト処理およびシランカップリング処理が必要となる. 以前はリン酸での清掃なども必要とされていたが，現在はこの2つの処理となっている. モリタから発売されているアドプレプはマテリアルに合わせたサンドブラスト圧に調整できるため，取り扱いが簡便である. CAD/CAMハイブリッドレジン冠の場合は0.1～0.2MPaで行う必要がある.

ジルコニアの場合

Blatzらはジルコニアの処理で，APCコンセプトを推奨している[10].

- **APCステップA**：アルミナ粒子で接着面をエアパーティクルアブレーション処理する. 低圧（2気圧，0.2MPa以下）で小粒子（50～60μm）を使用し，チェアサイドマイクロエッチャーなどで行う. 前述したアドプレプではジルコニア冠は0.2～0.3MPaに設定されている.
- **APCステップP**：特殊なジルコニアプライマーを使用する. MDPモノマーは金属酸化物に接着するのにとくに効果的であることが示されている. シランカップリング剤は，シリカベースのセラミックまたはシリカ含有粒子でコーティングされていない限り，金属酸化物ベースのセラミックへの長期接着強度には寄与しない.
- **APCステップC**：デュアルキュアまたはセルフキュアのコンポジットレジンセメントを使用する. ジルコニア修復物下での適切な重合を確保する必要がある. 高透光性ジルコニアは十分な光を透過するため，セメントの色が修復物の最終的な外観に影響を与える. したがって，ペーストで予想される外観を確認し，支台歯の色に基づいてもっとも適切なセメントの色を選択することが推奨される.

Özcanらはジルコニアの接着についてのシステマティックレビューメタアナリシスを報告している[11]. ジルコニアの接着には，物理的および物理化

CHAPTER 7 オーバーレイの接着操作

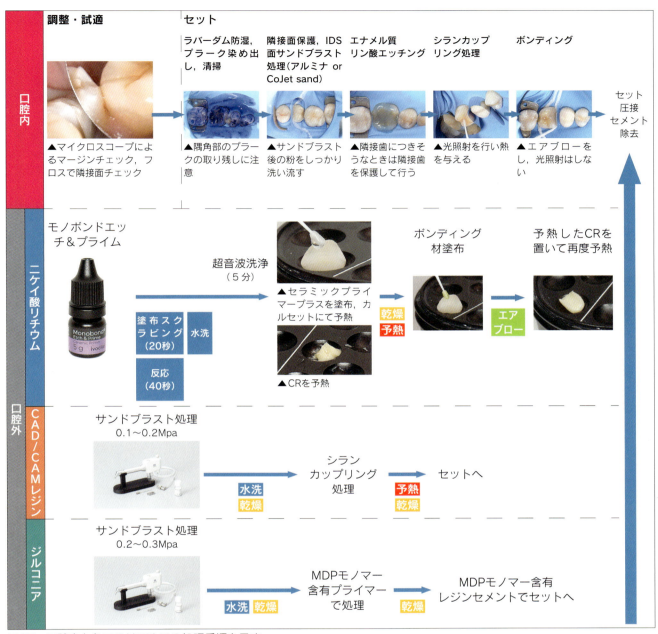

図17 口腔内と各マテリアルでの処理手順を示す．

学的処理が推奨され，とくにMDPベースのセメントは，高い接着力と長期間の安定性を提供するため，臨床での使用に適していると報告している．ポイントとなるのは，アルミナなどでサンドブラスト処理をし，MDPを使用した処理を行うこと，コンポジットレジンセメントもMDP含有のものが良い．

このように，それぞれのマテリアルで異なる処理が必要となる．口腔内での手順と各マテリアルの処理をまとめたものを図17に示す．

筆者が使う修復物のマテリアル

以上3つのマテリアルについての接着処理を示したが，筆者は修復物としてニケイ酸リチウム（プレス）を使用している．前述したが，Güthは，CAD/CAMコンポジットレジンとニケイ酸リチウムを比較した場合の咬耗量を示しており，CAD/CAMコンポジットレジンはニケイ酸リチウムに比べ平均咬耗量が2倍以上となっている（CHAPTER 2 コラム⑦〔P48〕参照）．咬耗量が大

117

きく，長期的な安定に疑問がもたれる．また，ジルコニアは色調がニケイ酸リチウムに比べてマッチしにくく，接着のことを考えても今のところニケイ酸リチウムに軍配が上がるため，ニケイ酸リチウムを選択している．

なにで接着するのか？

通常接着には接着性レジンセメントを使用する先生方が多いと思われる．しかし，ニケイ酸リチウムでは，予熱したCRや，フロアブルレジンによる接着も可能である．

Magneらは，模型での実験で，デュアルキュアレジンセメントより加熱したCRのほうが装着の精度が良いことを示している[12]．また，Kameyamaらは CR とデュアルキュアレジンセメントで1級窩洞に対し，e.maxを接着させた際の接着力を示しており，CRで有意に接着力が高かったことを示している[13]．Sarrらは9種類のレジンセメント（セルフアドヒーシブタイプ5種類，セルフエッチタイプ3種類，エッチアンドリンスタイプ2種類）とクリアフィルメガボンドとクリアフィルAPXを使用し，象牙質にセラミックブロックを接着し，接着強度を示している（図18）[14]．その結果，クリアフィルメガボンドとクリアフィルAPXが他のすべてのセメントに比べ高い接着強度を示しており，十分な光硬化が確保できる場合には，修復用CRとボンディング材を併用して接着することを推奨している．

筆者は修復用のCRを使用してオーバーレイを接着している．

なお図18では，予熱したCRで接着する方法を示しており，特別付録では，レジンセメントでの接着の場合も示しているため，参考にしてほしい．

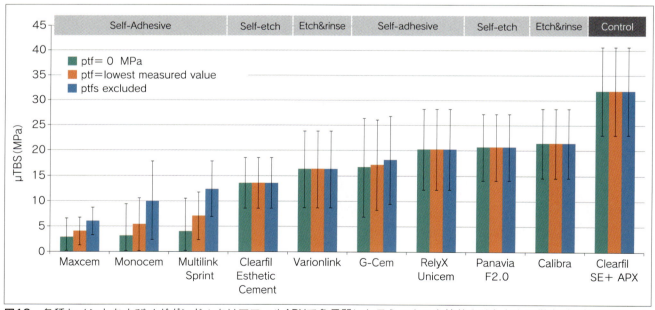

図18 各種セメントおよびメガボンド＋クリアフィルAPXで象牙質にセラミックスを接着させたときの微小引張接着強度．＊参考文献14より改変・引用

各種材料について

各種材料の利点・欠点

表3にそれぞれの利点・欠点を示す.

フロアブルレジンやCRで接着させるというのは一般的ではないため,「きちんと接着するのか」,「ちゃんと硬化するのか」と不安になる読者の方も多いのではないだろうか. クラレノリタケデンタルのパナビアベニアLCはエッチング, トゥースプライマーを塗布後, 同セメントでセットする光硬化型のセメントとなっており, シリカ系ガラスセラミックス, 歯科用陶材, 無機物フィラーを含むレジン系材料では2.0mmの厚みまでセットが可能である. イメージとしてはこの製品と近い扱いとなる.

各種材料の硬化時間は?

接着性レジンセメントは硬化までの時間に制限があり, ボンディング材との併用で硬化を促進させるようなものではさらに硬化が早いことがある. セメントが硬化してしまった場合, 接着性の高いものでは余剰セメントの除去が非常に困難となる.

フロアブルレジンは光照射しなければ硬化はせず, 物性もよく, 接着性レジンセメントのように使用できる. しかし, 余剰のフロアブルレジンを除去するのは少々難しい. CRは予熱することにより流動性が増し, セメント代わりに使用することができる. フロアブルレジンや, 接着性レジンセメントに比べ除去は容易である. しかし, 加圧を繰り返す必要があることと, 加圧不足で修復物が浮く可能性があるため, 注意が必要である.

支台歯の形態によってはCRの排出が難しい場合もあるため, 筆者は形成をベベルにしたときは予熱したCRで, 頰舌側がシャンファー形態の時など, CRの排出が困難と思われるときは, フロアブルレジンを使用して接着させている.

修復物の接着に使用してCRは硬化するのか?

Gregorら[15]はエンドクラウン下の髄腔部分にレジンセメントまたは, CRを入れて光照射器で光照射後のビッカース硬さを調べている. 図19に示すように高さ9mmのエンドクラウン下に入れたレジンセメント, CRを硬化させると, レジンセメントではビッカース硬さは変わらず, CRでは約20%ビッカース硬さが減少した. しかし, 実際には1〜2mm程度のオーバーレイに光照射をするため, 十分硬化することがおわかりいただけるだろう.

表3 各種材料の利点・欠点.

材料	セット時の時間	容易さ	物性
レジンセメント	制限あり	◎	○
フロアブルレジン	制限なし	○	◎
CR	制限なし	○	◎

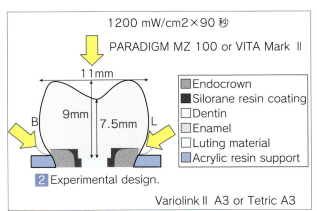

図19 エンドクラウンにおけるセメントの硬化実験. ＊参考文献15より改変・引用

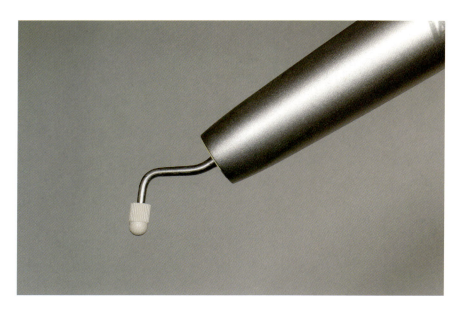

図20 ソニックフレックス チップ No.12 セムチップホルダー，セムアタッチメント．

Mundimら[16]は，8℃，25℃，60℃の温度でCRの色調および，ポリマー転化率を調べている．結果として，色調安定性と不透明度の変化には，評価した温度間で有意差はなく，60℃で予熱したCRの転化率は65.13%で，他の温度と比較して統計的に有意な差があった．CRは予熱することにより重合しやすくなり，流動性も増す（流動性に関してはCRによる差がある）．

CRで接着して修復物は浮かないのか？

このような方法では修復物が浮かないか気になる方も多いと思われる．Marcondesらは，10種類の修復用CRの予熱による粘度と熱動態，および超音波振動がフィルム厚さに与える影響を調査している[17]．なお，2種類のレジンセメントとフロアブルレジンも評価している．ISO基準である50μm以下をレジンセメントとフロアブルレジンは下回っていたが，その他のCRは予熱しても50μm以上であった．しかし，超音波振動を加えることにより，いくつかのCRでは50μmを下回る．CRの選択は必要であるが，予熱し，振動を与えることによりCRの皮膜厚さは適切な範囲となる．

筆者は，CRは予熱すると流動性の良いENA HRiUD 4（フォレスト・ワン）を使用し，音波振動を与えるためにソニックフレックス チップ No.12 セムチップホルダー，セムアタッチメント（カボプランメカジャパン）を使用している（図20）．

適合精度とセメント

適合精度は形成，印象，歯科技工士の腕などのさまざまな要因で変化してしまう．ゴールド修復の場合，マージンをすり合わせる方法などがあるが，その他の材料ではマージンをすり合わせることはできない．メタルに対して，セラミックやジルコニアでは，適合精度が劣る[18]．

セラミックインレーなどでマージンと歯質の間のレジンセメントが厚く，同部が変色している症例によく出会う．もちろんマージンの適合は極力良くする努力が必要であるが，わずかなマージンのギャップを，CRを使用して埋めることにより，将来的な着色等を最小限にすることができる．また，セラミックス材料のマージンの適合精度は100μm以内なので，前述したCRの予熱および振動を与えることで十分に達成できる範囲である．ちなみに鋭利な探針の先で触知できるのは36μmである[19]．

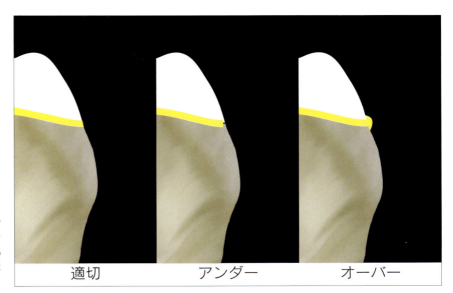

図21 セメントのオーバー，アンダー．頬舌側であれば多少のオーバーは研磨をすることにより修正が可能であり，アンダーよりもオーバーを狙ったほうが良いと思われる．

マージン部のセメント，レジンの取り方に注意

　レジンセメント，フロアブルレジン，CR，どれを使用しても気を付けないといけないのが，マージン部のセメント，レジンの除去方法である．図21に示すようにわずかなマージンのギャップがある場合，レジンセメントを半硬化させ除去するとマージンのギャップ部でセメントがアンダーになる可能性がある．

　また，フロアブルレジンやCRでも余剰部の除去の仕方によっては同様なことが起こりえるため，マージンの適合は高倍率のルーペやマイクロスコープで確認をし，セメント層がアンダーにならないように注意する必要がある．アンダーになっていると研磨時にシリコーンポイントの削片が同部にたまって可視化される．このような部位は将来的な着色の原因になるため，注意が必要である．研磨が可能な部位であれば，多少オーバーのほうがその後の研磨で調整しやすい．

　予熱したCRを使用してセットを行う際のオーバーレイの処理と予熱したCRの填入を図22に，CRの除去，重合までの手順を図23に示す．

　セット時に気をつけていても隣接面でレジンセメントが固まってしまい，取れないという経験をしたことのある読者の方もいるのではないだろうか？そのようなときは，セパレーターによる歯間離開および，コンタックEZサブジンジバルストリップ（図24，モリムラ）のような製品を使用してセメントを除去することも引き出しとして持っておきたい．

　また，隣接面移行部のマージンでセメントがオーバーハングしている場合，器具が届かないことがある．そのようなときにはEVA O4L（デンツプライシロナ）にラミニアチップ（モリムラ）を使用してオーバーハング部を除去する必要がある（図25）．

咬合調整・研磨

　咬合調整・研磨は，セット後に行う．咬合調整時に咬合紙が印記されにくい場合がある，そのような場合には，咬合面にわずかにワセリンなどを薄く塗布し，確認を行う．最終的な研磨は，当然鏡面研磨を目指して行う．筆者は調整研磨にビトリファイドダイヤ（松風），オプトラグロス（イボクラールビバデント）を使用している（図26）．

オーバーレイ修復 超入門

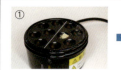 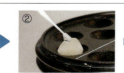 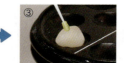 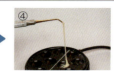 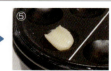

① ▲使用する量だけCRを予熱する
② ▲二ケイ酸リチウム内面にシランカップリング剤を塗布し，エアブローをし，予熱する．モノボンドエッチ＆プライムの場合はそのまま予熱する
③ ▲しばらく予熱したのち，ボンディング材を塗布し，エアブローを行い，薄膜化する
④ ▲予熱したENA HRiUD 4は，糸を引くくらい柔らかくなる
⑤ ▲オーバーレイ内面にCRを填入し，なるべく薄くし，再度予熱する

図22 予熱したCRでセットするときの手順．②のとき，筆者は念のためシランカップリング剤を塗布している．

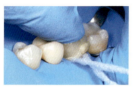 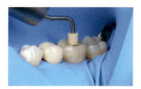 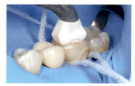 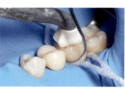

▲指で圧接をし，頬舌側に排出されたCRを除去する
▲音波振動を併用した圧接を適宜行う
▲ベニア/インレースティックスを使用して再度圧接を行い，排出されたCRを除去する
▲隣接面に排出されたCRをデブライドメント用インスツルメント#11-12（YDM）で除去する

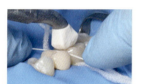 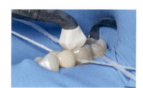 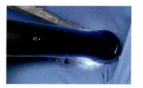 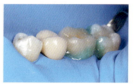

▲CRがある程度排出されなくなったら，アシスタントにベニア/インレースティックスで修復物を押さえてもらいながらフロスを隣接面に通し，CRを除去する
▲歯頸部に溜まったCRをスーパーフロスで除去する．その後，再度隣接面のチェックをし，デブライドメント用インスツルメント#11-12（YDM），フロスで除去する
▲CRが完全に排出されなくなったのを確認し，ベニア/インレースティックスで押さえながら光照射を頬側，舌側，咬合面に1回ずつ行う
▲オキシガードで酸素を遮断し，追加の光照射を咬合面，頬舌側近遠心，計5か所から2回ずつ行う．この際エアーで冷却を行う

※矢印の操作はCRが排出されなくなるまで何度も繰り返す

図23 予熱したCRを使用してセットを行う際のCRの除去，重合までの手順．

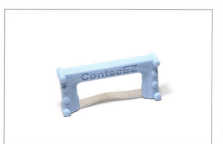 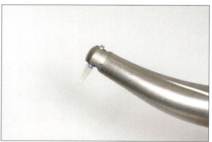 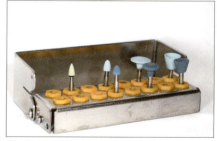

図24 コンタックEZサブジンジバルストリップ（モリムラ）はのこぎり状になっており，隣接面のレジンセメント等の除去の際に使用する．

図25 EVA 04L（デンツプライシロナ）にラミニアチップ（モリムラ）を使用．

図26 ビトリファイドダイヤ（松風），オプトラグロス（イボクラールビバデント）．

CHAPTER 8

フローチャートを用いた
オーバーレイ修復の実際

Case 6：⌋5に部分断髄およびオーバーレイ修復を行った症例

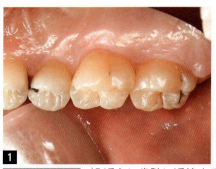
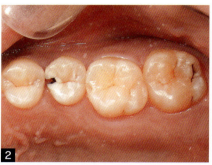
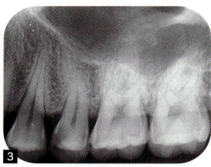

Case 6-1〜3 ⌋5近心に歯髄に近接するう蝕を認める．遠心にも象牙質に及ぶう蝕を認める．判断基準の表に当てはめると**Case 6-4**のようになる．

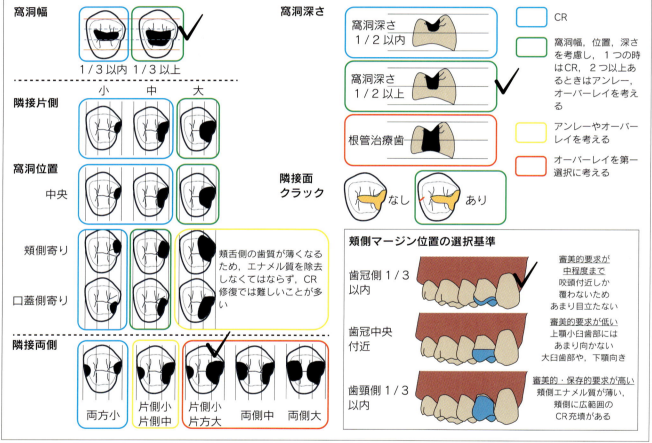

Case 6-4 本症例では，窩洞幅が1/3を超え，隣接面は両側，片方が大，窩洞深さが1/2以上であり，筆者はオーバーレイを第一選択に考えた．審美性に関しては第二小臼歯であり，審美的要求はあまり高くなく，歯冠側1/3以内で修復が可能であると判断した．

CHAPTER 8 フローチャートを用いたオーバーレイ修復の実際

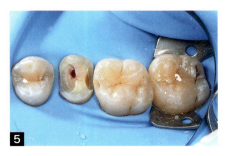
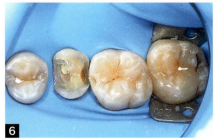
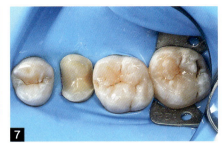
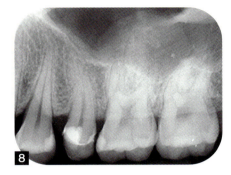

Case 6-5〜8　う蝕を除去していくと近心は露髄をしたため，部分断髄をし，TMR-MTAセメントミエール（YAMAKIN）にて覆髄を行い，同日にIDSまで行った．覆髄後のデンタルエックス線写真を示す．1か月ほど様子を見て問題がないため，印象採得を行った．

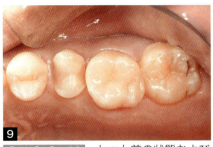
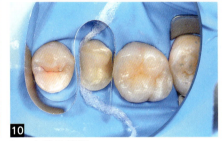
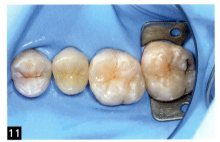

Case 6-9〜11　セット前の状態および，セット時の状態．

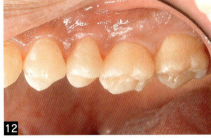
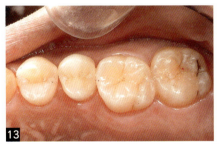
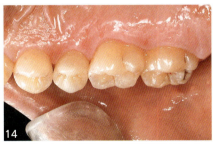

Case 6-12〜14　セット後の状態．色調および形態も問題ない（歯科技工；Charm Dental Design藤崎氏）．窩洞範囲からオーバーレイがもっとも適切である症例だと思われる．覆髄＋オーバーレイもよく行う方法である．

Case 7：開咬および歯冠萌出不全の7⏐に対するアンレー修復を行った症例

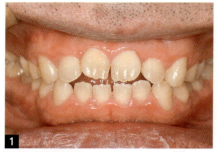
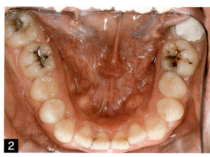
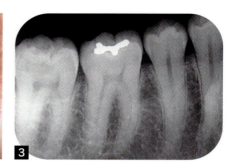

Case 7-1～3　患者は開咬で，7⏐遠心舌側咬頭は一部欠けていた．

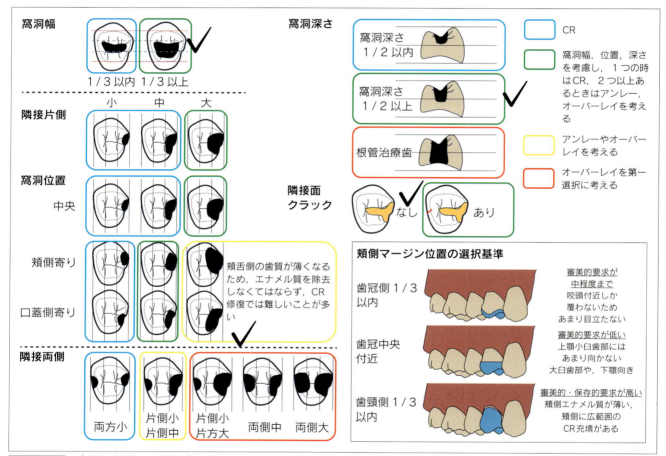

Case 7-4　今回の症例では窩洞が舌側遠心に限局しており，その他の部位は問題がなかったためアンレーを選択した．

CHAPTER 8 フローチャートを用いたオーバーレイ修復の実際

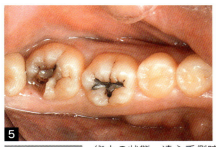 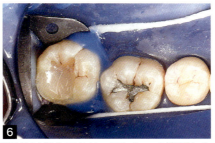 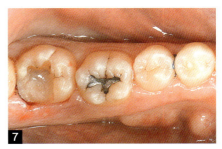

Case 7-5〜7　術中の状態．遠心舌側咬頭以外は健全であり，アンレーを選択した．

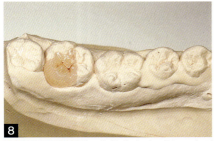 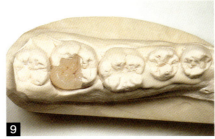 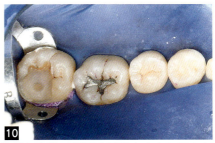

Case 7-8〜10　修復物およびセット時の状態．このときはまだラバーダム防湿の技術も未熟で歯冠の萌出も少ないことから，苦労した覚えがある．修復物の位置がずれないようにわずかに咬合面に凹みを付与している．

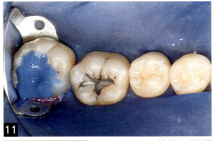 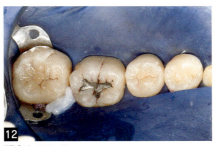 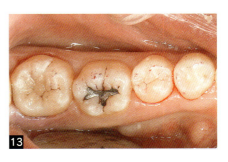

Case 7-11〜13　セット時の状態．周囲と調和している．

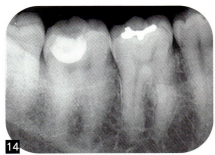 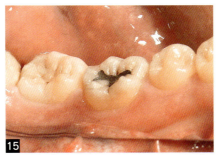 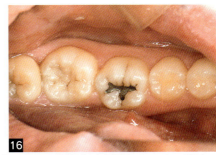

Case 7-14〜16　術後から約4年の状態．開咬でプラークコントロールも悪いが，今のところ問題なく経過している．開咬であり，当時としてはかなりチャレンジングなケースであった．CR修復で壊れる可能性が高く，クラウン，オーバーレイは介入しすぎであるため，このようなアンレーとなった．4年問題なく経過しているため，接着の大切さを知った症例である．

127

Case 8：⎿6 にベニアレイを選択した症例

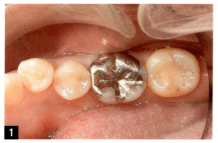
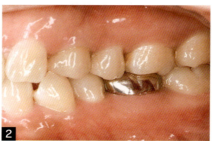
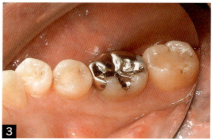

Case 8-1〜3　アンレー遠心頬側咬頭に変色を認める．すでに頬側を含むメタルアンレーが入っており，遠心にう蝕を認めたため，ベニアレイでの治療となった．

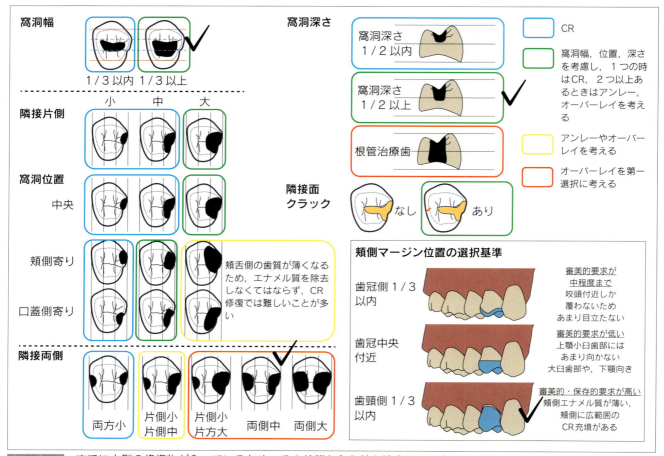

Case 8-4　すでに大型の修復物が入っているため，その状態からう蝕を除去し，最小限の形成のベニアレイとなる．

CHAPTER 8 フローチャートを用いたオーバーレイ修復の実際

Case 8-5, 6 すでに大型の修復物が入っているため，その状態からう蝕を除去した．

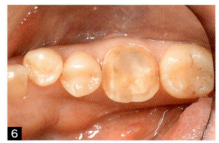

Case 8-7, 8 セット時の状態．頬側のラバーダムシートはB4クランプを2つ使用して排除している．

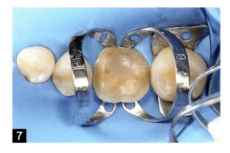 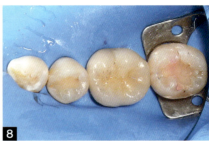

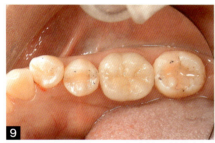 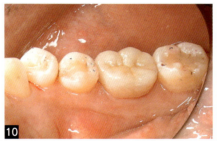 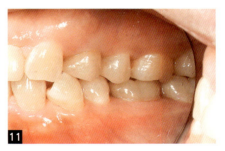

Case 8-9〜11 セット直後の状態（歯科技工；Charm Dental Design 藤崎氏）．

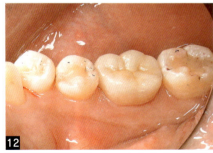 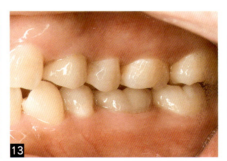 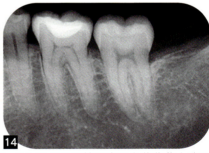

Case 8-12〜14 セットから1か月後，SPT時の状態．問題なく機能している．デンタルエックス線写真でも修復物と歯のギャップがなく良好である．クラウンにするにはもったいない症例であり，ベニアレイが最適な症例だと思われる．

オーバーレイ修復 超入門

Case 9：根管治療歯にODインレー修復がされていたが近心にう蝕を生じており，オーバーレイを選択した4|の症例

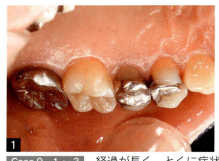
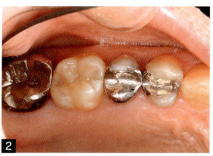
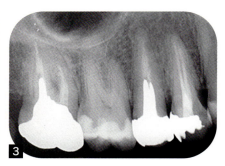

Case 9-1〜3　経過が長く，とくに症状がない4|近心にう蝕を認める．

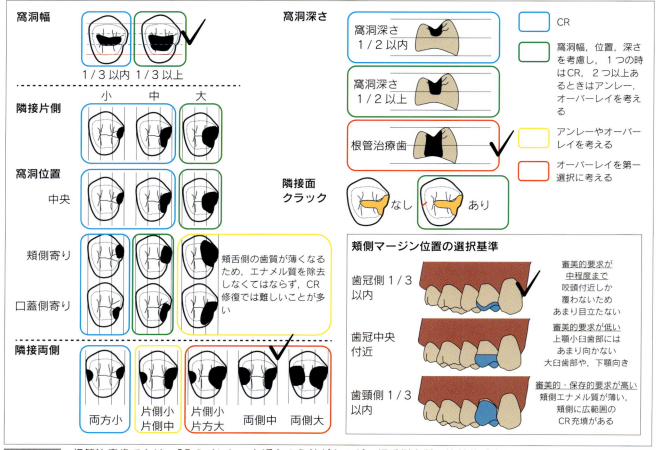

Case 9-4　根管治療歯であり，ODのインレーと近心のう蝕があるが，頬舌側歯質は比較的残存しており，審美性はあまり損なわれないため，頬側の形成を最小限にしたオーバーレイを選択した．

CHAPTER 8 フローチャートを用いたオーバーレイ修復の実際

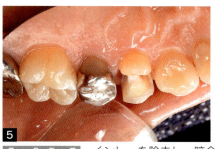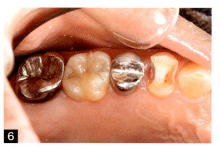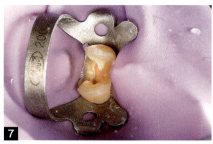

Case 9 -5〜7　インレーを除去し，咬合面を削除してから1歯でラバーダム防湿をし，う蝕を除去し，IDSを行った．

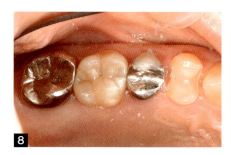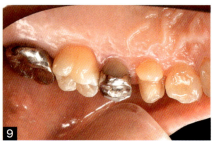

Case 9 -8, 9　セット前の状態．

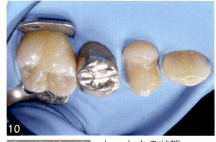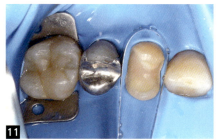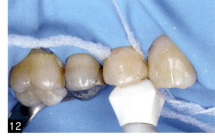

Case 9 -10〜12　セット中の状態．

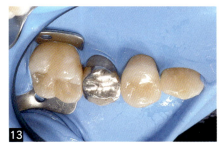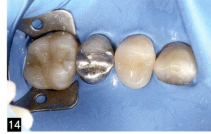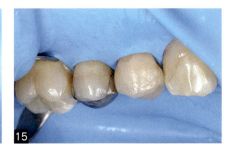

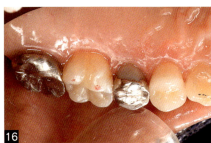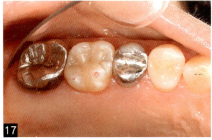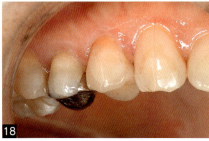

Case 9 -13〜18　セット直後の状態．根管治療歯でも歯質が残っている場合は，積極的にオーバーレイで修復を行っている．頬側歯質の削除量が少なくて済む場合には，上顎小臼歯部でもこのように修復を行っている．

131

オーバーレイ修復 超入門

Case10：6̄の広範囲なOBインレーの隣接面に生じたクラックおよびう蝕と，7̄遠心に生じたクラックから失活した歯に対して根管治療およびオーバーレイを選択した症例

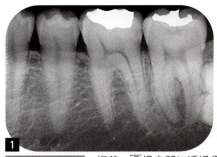
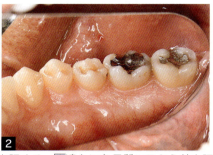
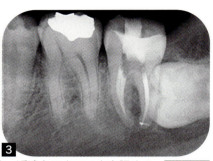

Case10-1～3　術前，7̄根尖部に透過像を認める．6̄遠心に象牙質に及ぶう蝕を認め，近遠心にクラックを認める．Case10-3 は7̄根管治療後のデンタルエックス線写真．

▶ 7̄のフローチャート

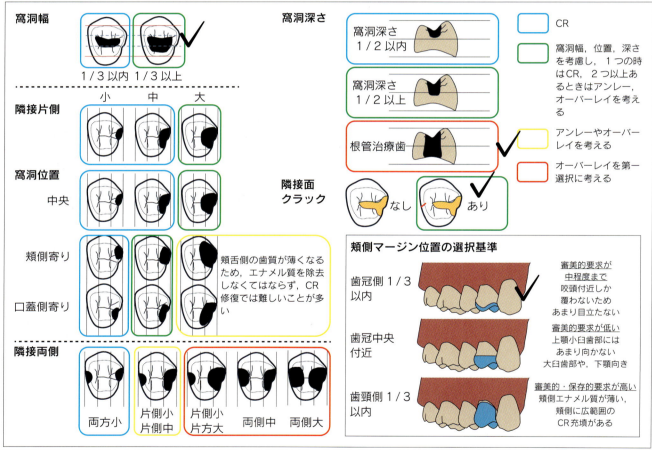

Case10-4　窩洞幅は1/3以上，根管治療をする歯でクラックがあるが，近心にはう蝕，クラックがないため，近心を残したオーバーレイを選択した．

CHAPTER 8 フローチャートを用いたオーバーレイ修復の実際

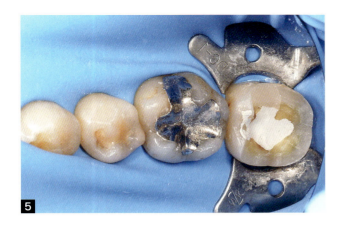

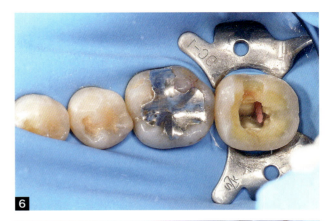

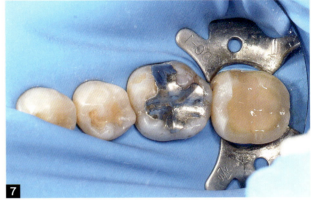

Case10-5～7 ⌊7は根管治療後，仮封の状態のまま形成を行った．近心の歯質にはクラックおよびう蝕がなかったため，リッジアップ形成に近い形とした．その後仮封を除去し，レジン築造とIDSを同時に行った．

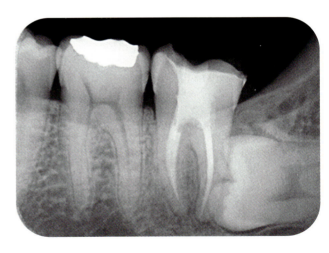

Case10-8 根管治療から3か月後のデンタルエックス線写真．⌊7の根尖病変は縮小している．

133

オーバーレイ修復　超入門

▶ 6̄ のフローチャート

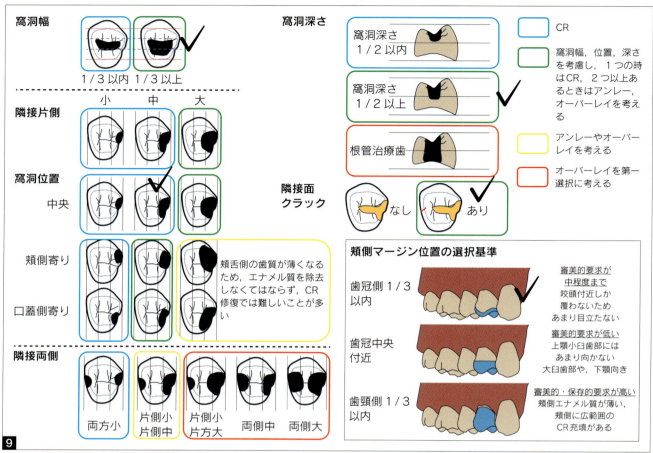

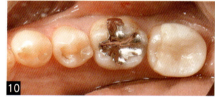

Case10-9　窩洞幅は1/3以上であり，う蝕は遠心に小〜中程度の大きさだが，近遠心にクラックがあり深さが1/2以上となる．両側の辺縁隆線が失われるため，オーバーレイを選択した．

Case10-10　6̄遠心にはクラックおよび，う蝕を認めた．近心はクラックがあり，残存歯質が薄いため，覆うこととした．

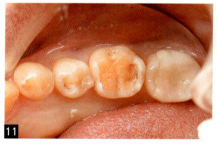

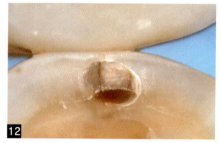

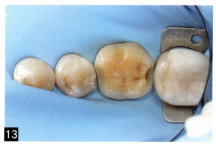

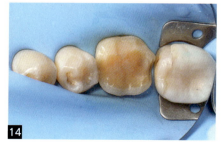

Case10-11〜14　7̄にはテンポラリーオーバーレイを装着した状態にし，6̄の治療を行う．患者の希望で6̄から修復治療を行うこととなった．IDS終了後までの状態．

CHAPTER 8 フローチャートを用いたオーバーレイ修復の実際

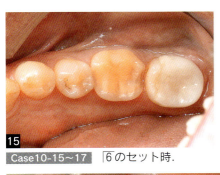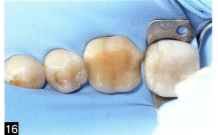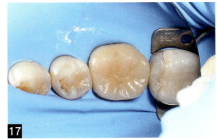

Case10-15〜17　6⏋のセット時.

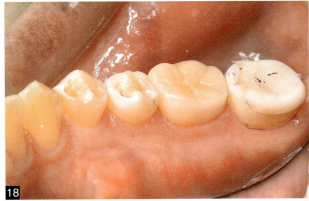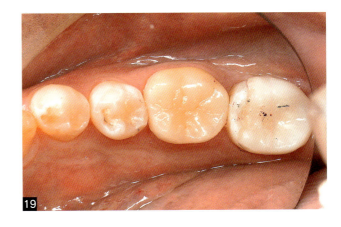

Case10-18, 19　6⏋のセット後.

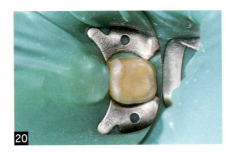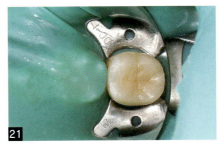

Case10-20, 21　7⏋のセット時.

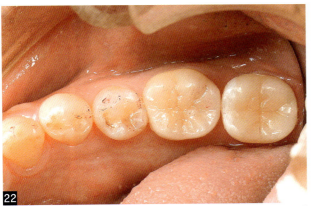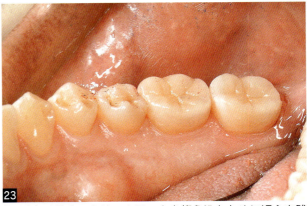

Case10-22, 23　セット後の状態．7⏋は遠心にクラックがあったが，近心は健全であり，クラックを抑え込むために近心を残したオーバーレイとした．6⏋には比較的大きなインレーが装着されており，近遠心にクラックがあるというよく見かける状態だったため，近遠心を含んだオーバーレイとした．最小限に削るだけでなく，なるべく長期に歯を保存できるように配慮した．

Case11：|7に咬耗およびクラックを認めた症例

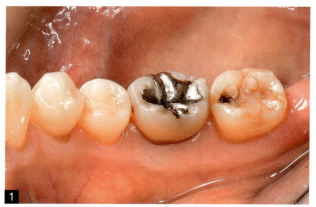
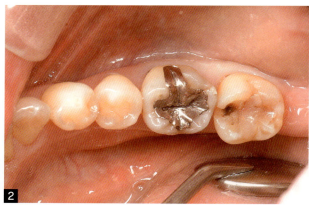

Case11-1, 2 |7咬合面にCR充填および，う蝕，近心にクラックを認める．

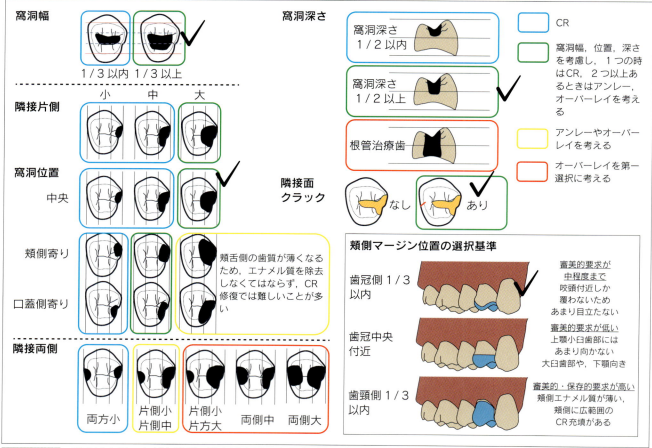

Case11-3 近心はクラックがあるが，遠心はクラックなどはないため，ベベルを形成するオーバーレイを選択する．

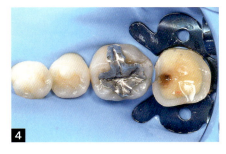
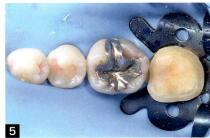

Case11-4, 5　形成をし，う蝕を除去，IDSを行う．

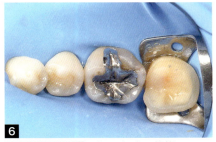
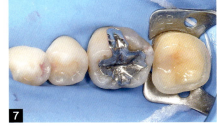
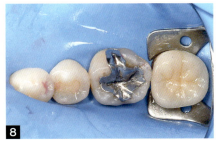

Case11-6～8　セット時の状態．

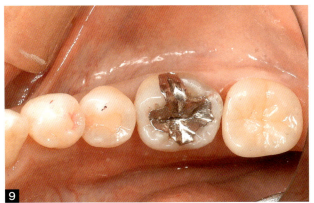
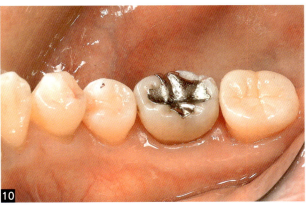

Case11-9, 10　「7は咬合状態によりかなりダメージを受けている場合がある．歯冠長も萌出不全等で短い場合があり，最小限の介入で咬頭被覆できるオーバーレイが役立つ場面は多い．

プロローグ　参考文献

1．Yang H, Park C, Shin JH, Yun KD, Lim HP, Park SW, Chung H. Stress distribution in premolars restored with inlays or onlays：3 D finite element analysis. J Adv Prosthodont. 2018 Jun；10(3)：184‑90.

2．Dejak B, Młotkowski A. A comparison of mvM stress of inlays, onlays and endocrowns made from various materials and their bonding with molars in a computer simulation of mastication‑FEA. Dent Mater. 2020 Jul；36(7)：854‑64.

3．Magne P, Oganesyan T. CT scan-based finite element analysis of pre-molar cuspal deflection following operative procedures. Int J Periodontics Restorative Dent. 2009 Aug；29(4)：361‑9.

CHAPTER 1　参考文献

1．Ferraris F. Posterior indirect adhesive restorations (PIAR)：preparation designs and adhesthetics clinical protocol. Int J Esthet Dent. 2017；12(4)：482‑502.

2．Edelhoff D, Sorensen JA. Tooth structure removal associated with various preparation designs for posterior teeth. Int J Periodontics Restorative Dent. 2002 Jun；22(3)：241‑9.

3．Milicich G, Rainey JT. Clinical presentations of stress distribution in teeth and the significance in operative dentistry. Pract Periodontics Aesthet Dent. 2000 Sep；12(7)：695‑700；quiz 702.

4．Bazos P, Magne P. Bio-emulation：biomimetically emulating nature utilizing a histo-anatomic approach；structural analysis. Eur J Esthet Dent. 2011 Spring；6(1)：8‑19.

5．Wang RZ, Weiner S. Strain-structure relations in human teeth using Moiré fringes. J Biomech. 1998 Feb；31(2)：135‑41.

6．Meredith N, Sherriff M, Setchell DJ, Swanson SA. Measurement of the microhardness and Young's modulus of human enamel and dentine using an indentation technique. Arch Oral Biol. 1996 Jun；41(6)：539‑45.

7．Chan YL, Ngan AH, King NM. Nano-scale structure and mechanical properties of the human dentine-enamel junction. J Mech Behav Biomed Mater. 2011 Jul；4(5)：785‑95.

8．Imbeni V, Kruzic JJ, Marshall GW, Marshall SJ, Ritchie RO. The dentin-enamel junction and the fracture of human teeth. Nat Mater. 2005 Mar；4(3)：229‑32.

9．Magne P, Belser UC. Rationalization of shape and related stress distribution in posterior teeth：a finite element study using nonlinear contact analysis. Int J Periodontics Restorative Dent. 2002 Oct；22(5)：425‑33.

10．須田剛義．土屋嘉都彦．木戸淳太．補綴・咬合の迷信と真実　EBDを採り入れた治療のアート＆サイエンス．東京：クインテッセンス出版，2020.

11．Veneziani M. Posterior indirect adhesive restorations：updated indications and the Morphology Driven Preparation Technique. Int J Esthet Dent. 2017；12(2)：204‑30.

12．Malament KA, Margvelashvili-Malament M, Natto ZS, Thompson V, Rekow D, Att W. Comparison of 16.9-year survival of pressed acid etched e.max lithium disilicate glass-ceramic complete and partial coverage etched in posterior teeth：Performance and outcomes as a function of tooth position, age, sex, and thickness of ceramic material. J Prosthet Dent. 2021 Oct；126(4)：533‑45.

13．Beier US, Kapferer I, Burtscher D, Giesinger JM, Dumfahrt H. Clinical performance of all-ceramic inlay and onlay restorations in posterior teeth. Int J Prosthodont. 2012 Jul-Aug；25(4)：395‑402.

14．Naik VB, Jain AK, Rao RD, Naik BD. Comparative evaluation of clinical performance of ceramic and resin inlays, onlays, and overlays：A systematic review and meta analysis. J Conserv Dent. 2022 Jul‑Aug；25(4)：347‑55.

CHAPTER 2　参考文献

1．藤田恒太郎．歯の解剖学 第22版．東京：金原出版，1995.

2．Mei ML, Chen YM, Li H, Chu CH. Influence of the indirect restoration design on the fracture resistance：a finite element study. Biomed Eng Online. 2016 Jan 8；15(1)：3.

3．Mondelli J, Sene F, Ramos RP, Benetti AR. Tooth structure and fracture strength of cavities. Braz Dent J. 2007；18(2)：134‑8.

4．Rocca GT, Rizcalla N, Krejci I, Dietschi D. Evidence-based concepts and procedures for bonded inlays and onlays. Part II. Guidelines for cavity preparation and restoration fabrication. Int J Esthet Dent. 2015 Autumn；10(3)：392‑413.

5．Forster A, Braunitzer G, Tóth M, Szabó BP, Fráter M. In Vitro Fracture Resistance of Adhesively Restored Molar Teeth with Different MOD Cavity Dimensions. J Prosthodont. 2019 Jan；28(1)：e325-e331.

6．Fennis WM, Kuijs RH, Kreulen CM, Verdonschot N, Creugers NH. Fatigue resistance of teeth restored with cuspal-coverage composite restorations. Int J Prosthodont. 2004 May-Jun；17(3)：313‑7.

7．Magne P, Oganesyan T. CT scan-based finite element analysis of premolar cuspal deflection following operative procedures. Int J Periodontics Restorative Dent. 2009 Aug；29(4)：361‑9.

8．Reeh ES, Messer HH, Douglas WH. Reduction in tooth stiffness as a result of endodontic and restorative procedures. J Endod. 1989 Nov；15(11)：512‑6.

9．Rocca GT, Krejci I. Crown and post-free adhesive restorations for endodontically treated posterior teeth：from direct composite to endocrowns. Eur J Esthet Dent. 2013 Summer；8(2)：156‑79.

10．Sorensen JA, Martinoff JT. Intracoronal reinforcement and coronal coverage：a study of endodontically treated teeth. J Prosthet Dent. 1984 Jun；51(6)：780‑4.

11．Güth JF, Erdelt K, Keul C, Burian G, Schweiger J, Edelhoff D. In vivo wear of CAD-CAM composite versus lithium disilicate full coverage first-molar restorations：a pilot study over 2 years. Clin Oral Investig. 2020 Dec；24(12)：4301‑11.

CHAPTER 3　参考文献

1．Veneziani M. Posterior indirect adhesive restorations：updated indications and the Morphology Driven Preparation Technique. Int J Esthet Dent. 2017；12(2)：204‑30.

2．Vianna ALSV, Prado CJD, Bicalho AA, Pereira RADS, Neves FDD, Soares CJ. Effect of cavity preparation design and ceramic type on the stress distribution, strain and fracture resistance of CAD/CAM onlays in molars. J Appl Oral Sci. 2018；26：e20180004.

3．Gomes de Carvalho AB, de Andrade GS, Mendes Tribst JP, Grassi EDA, Ausiello P, Saavedra GSFA, Bressane A, Marques de Melo R, Borges ALS. Mechanical Behavior of Different Restorative Materials and Onlay Preparation Designs in Endodontically Treated Molars. Materials (Basel). 2021 Apr 12；14(8)：1923.

4．Ferraris F, Sammarco E, Romano G, Cincera S, Marchesi G. Comparison of posterior indirect adhesive restorations (PIAR) with different preparation designs according to the adhesthetics classification. Part 1：Effects on the fracture resistance. Int J Esthet Dent. 2021 May 10；16(2)：144‑67.

5．Ferraris F, Mascetti T, Tognini M, Testori M, Colledani A, Marchesi G. Comparison of posterior indirect adhesive restorations (PIAR) with different preparations designs according to the adhesthetics classification. Int J Esthet Dent. 2021 Aug 17；16(3)：262‑79.

6．Ferraris F. Posterior indirect adhesive restorations (PIAR)：preparation designs and adhesthetics clinical protocol. Int J Esthet Dent. 2017；12(4)：482‑502.

7．Rocca GT, Rizcalla N, Krejci I, Dietschi D. Evidence-based concepts and procedures for bonded inlays and onlays. Part II. Guidelines for cavity preparation and restoration fabrication. Int J Esthet Dent. 2015 Autumn；10(3)：392‑413.

8．Kois DE, Chaiyabutr Y, Kois JC. Comparison of load-fatigue performance of posterior ceramic onlay restorations under different preparation designs. Compend Contin Educ Dent. 2012 Jun；33 Spec No 2：2‑9.

9．Shimada Y, Tagami J. Effects of regional enamel and prism orientation on resin bonding. Oper Dent. 2003 Jan-Feb；28(1)：20‑7.

10．Suzuki K, Munechika T, Tanaka J, Irie M, Nakai H. Effect of pressure applied to the acid-etched enamel on the adhesive strength of the bonding agent. Dent Mater J. 1986 Jun；5(1)：37‑45.

11．Veneziani M. Posterior indirect adhesive restorations：updated indications and the Morphology Driven Preparation Technique. Int J Esthet Dent. 2017；12(2)：204‑30.

12．https://www.nejadinstitute.com/wp-content/uploads/2019/12/The_Protocols_of_Biomimetic_Restorative_Dentistry_2002_to_2017.pdf（2025年 3 月18日アクセス）

13．田本寛光．歯頸部エナメル質の微細構造に関する観察．口腔病学会雑誌．1978；45(1)：100‑37.

CHAPTER 4　参考文献

1．Veneziani M. Posterior indirect adhesive restorations：updated indications and the Morphology Driven Preparation Technique. Int J Esthet Dent. 2017；12(2)：204-30.

CHAPTER 5　参考文献

1．辻本真規. 漏洩ゼロをめざすラバーダム防湿パーフェクトテクニック <第 2 版>. 東京：インターアクション, 2023.

CHAPTER 6　参考文献

1．Pashley EL, Comer RW, Simpson MD, Horner JA, Pashley DH, Caughman WF. Dentin permeability：sealing the dentin in crown preparations. Oper Dent. 1992 Jan-Feb；17(1)：13-20.

2．Paul SJ, Schärer P. The dual bonding technique：a modified method to improve adhesive luting procedures. Int J Periodontics Restorative Dent. 1997 Dec；17(6)：536-45.

3．猪越重久. 仮封について〜低粘性コンポジット（ProtectLiner）を用いた象牙質保護法〜. 接着歯学. 1992；10：250.

4．Magne P. Immediate dentin sealing：a fundamental procedure for indirect bonded restorations. J Esthet Restor Dent. 2005；17(3)：144-54；discussion 155.

5．Nikaido T, Tagami J, Yatani H, Ohkubo C, Nihei T, Koizumi H, Maseki T, Nishiyama Y, Takigawa T, Tsubota Y. Concept and clinical application of the resin-coating technique for indirect restorations. Dent Mater J. 2018 Mar 30；37(2)：192-6.

6．Nikaido T, Inoue G, Takagaki T, Takahashi R, Sadr A, Tagami J. Resin Coating Technique for Protection of Pulp and Increasing Bonding in Indirect Restoration. Curr Oral Health Rep. 2015；2：81-6.

7．Dillenburg AL, Soares CG, Paranhos MP, Spohr AM, Loguercio AD, Burnett LH Jr. Microtensile bond strength of prehybridized dentin：storage time and surface treatment effects. J Adhes Dent. 2009 Jun；11(3)：231-7.

8．de Carvalho MA, Lazari-Carvalho PC, Polonial IF, de Souza JB, Magne P. Significance of immediate dentin sealing and flowable resin coating reinforcement for unfilled/lightly filled adhesive systems. J Esthet Restor Dent. 2021 Jan；33(1)：88-98.

9．https://www.nejadinstitute.com/wp-content/uploads/2019/12/The_Protocols_of_Biomimetic_Restorative_Dentistry_2002_to_2017.pdf （2025年 3 月13日アクセス）

10．Heintze SD, Rousson V. Clinical effectiveness of direct class II restorations - a meta-analysis. J Adhes Dent. 2012 Aug；14(5)：407-31.

11．Mahn E, Rousson V, Heintze S. Meta-Analysis of the Influence of Bonding Parameters on the Clinical Outcome of Tooth-colored Cervical Restorations. J Adhes Dent. 2015 Aug；17(5)：391-403.

12．Falacho RI, Melo EA, Marques JA, Ramos JC, Guerra F, Blatz MB. Clinical in-situ evaluation of the effect of rubber dam isolation on bond strength to enamel. J Esthet Restor Dent. 2023 Jan；35(1)：48-55.

13．Hardan L, Devoto W, Bourgi R, Cuevas-Suárez CE, Lukomska-Szymanska M, Fernández-Barrera MÁ, Cornejo-Ríos E, Monteiro P, Zarow M, Jakubowicz N, Mancino D, Haikel Y, Kharouf N. Immediate Dentin Sealing for Adhesive Cementation of Indirect Restorations：A Systematic Review and Meta-Analysis. Gels. 2022 Mar 11；8(3)：175.

14．Gresnigt MM, Cune MS, de Roos JG, Özcan M. Effect of immediate and delayed dentin sealing on the fracture strength, failure type and Weilbull characteristics of lithiumdisilicate laminate veneers. Dent Mater. 2016 Apr；32(4)：e73-81.

15．Josic U, Sebold M, Lins RBE, Savovic J, Mazzitelli C, Maravic T, Mazzoni A, Breschi L. Does immediate dentin sealing influence postoperative sensitivity in teeth restored with indirect restorations? A systematic review and meta-analysis. J Esthet Restor Dent. 2022 Jan；34(1)：55-64.

16．Varadan P, Balaji L, Manaswini DY, Rajan RM. Reinforced Immediate Dentin Sealing vs Conventional Immediate Dentin Sealing on Adhesive Behavior of Indirect Restorations：A Systematic Review. J Contemp Dent Pract. 2022 Oct 1；23(10)：1066-75.

17．市村崇, 堀田正人, 小竹宏朋, 山本宏治. 各種ボンディングシステムにおけるボンディング材の機械的性質. 歯保存誌. 2008；51(4)：379-95.

18．Seki N, Nakajima M, Kishikawa R, Hosaka K, Foxton RM, Tagami J. The influence of light intensities irradiated directly and indirectly through resin composite to self-etch adhesives on dentin bonding. Dent Mater J. 2011；30(3)：315-22.

19．Pegado RE, do Amaral FL, Flório FM, Basting RT. Effect of different bonding strategies on adhesion to deep and superficial permanent dentin. Eur J Dent. 2010 Apr；4(2)：110-7.

20．Yoshiyama M, Tay FR, Doi J, Nishitani Y, Yamada T, Itou K, Carvalho RM, Nakajima M, Pashley DH. Bonding of self-etch and total-etch adhesives to carious dentin. J Dent Res. 2002 Aug；81(8)：556-60.

21．Chikawa H, Inai N, Cho E, Kishikawa R, Otsuki M, Foxton RM, Tagami J. Effect of incremental filling technique on adhesion of light-cured resin composite to cavity floor. Dent Mater J. 2006 Sep；25(3)：503-8.

22．Nikolaenko SA, Lohbauer U, Roggendorf M, Petschelt A, Dasch W, Frankenberger R. Influence of c-factor and layering technique on microtensile bond strength to dentin. Dent Mater. 2004 Jul；20(6)：579-85.

23．Braga RR, Boaro LC, Kuroe T, Azevedo CL, Singer JM. Influence of cavity dimensions and their derivatives (volume and 'C' factor) on shrinkage stress development and microleakage of composite restorations. Dent Mater. 2006 Sep；22(9)：818-23.

24．Boaro LC, Meira JB, Ballester RY, Braga RR. Influence of specimen dimensions and their derivatives (C-factor and volume) on polymerization stress determined in a high compliance testing system. Dent Mater. 2013 Oct；29(10)：1034-9.

25．Ghiggi PC, Steiger AK, Marcondes ML, Mota EG, Burnett LH Júnior, Spohr AM. Does immediate dentin sealing influence the polymerization of impression materials? Eur J Dent. 2014 Jul；8(3)：366-72.

26．高野由佳, 二階堂徹, 田上順次. 印象採得後のレジンコーティング面の肉眼的およびSEM観察. 接着歯学. 2001；19(2)：117-24.

27．Magne P, Nielsen B. Interactions between impression materials and immediate dentin sealing. J Prosthet Dent. 2009 Nov；102(5)：298-305.

28．Sinjari B, D'Addazio G, Murmura G, Di Vincenzo G, Semenza M, Caputi S, Traini T. Avoidance of Interaction between Impression Materials and Tooth Surface Treated for Immediate Dentin Sealing：An In Vitro Study. Materials (Basel). 2019 Oct 22；12(20)：3454.

29．二階堂徹, 江芳美, 佐藤暢昭, 高倉ひな子, 猪越重久, 高津寿夫, 細田裕康. 仮封材がデュアルキュア型レジンセメントと低粘性レジンとの接着に及ぼす影響. 歯科材料・器械. 1993；12(6)：655-61.

CHAPTER 7　参考文献

1．Rocca GT, Krejci I. Crown and post-free adhesive restorations for endodontically treated posterior teeth：from direct composite to endocrowns. Eur J Esthet Dent. 2013 Summer；8(2)：156-79.

2．Rodrigues SA Jr, Ferracane JL, Della Bona A. Influence of surface treatments on the bond strength of repaired resin composite restorative materials. Dent Mater. 2009 Apr；25(4)：442-51.

3．石井亮, 高見澤俊樹, 辻本暁正, 大内元, 崔慶一, 村山良介, 宮崎真至, 日野浦光. 唾液汚染されたセラミックスに対する表面処理の影響－表面自由エネルギーと接着強さからの検討－. 日歯保存誌. 2016；59（ 2)：169-77.

4．Zogheib LV, Bona AD, Kimpara ET, McCabe JF. Effect of hydrofluoric acid etching duration on the roughness and flexural strength of a lithium disilicate-based glass ceramic. Braz Dent J. 2011；22(1)：45-50.

5．Carla VP, Mario UT, Joana SA. Surface Treatment of Lithium Disilicate with Different Concentrations of Hydrofluoric Acid and Orthophosphoric Acid. EC Dent Sci. 2019；1128-6.Sudré JP, Salvio LA, Baroudi K, Sotto-Maior BS, Melo-Silva CL, Souza Picorelli Assis NM. Influence of Surface Treatment of Lithium Disilicate on Roughness and Bond Strength. Int J Prosthodont. 2020 Mar/Apr；33(2)：212-6.

6．Sudré JP, Salvio LA, Baroudi K, Sotto-Maior BS, Melo-Silva CL, Souza Picorelli Assis NM. Influence of Surface Treatment of Lithium Disilicate on Roughness and Bond Strength. Int J Prosthodont. 2020 Mar/Apr；33(2)：212-6.

7．Magne P, Cascione D. Influence of post-etching cleaning and connecting porcelain on the microtensile bond strength of composite resin to feldspathic porcelain. J Prosthet Dent. 2006 Nov；96(5)：354-61.

8．Kalavacharla VK, Lawson NC, Ramp LC, Burgess JO. Influence of Etching Protocol and Silane Treatment with a Universal Adhesive on Lithium Disilicate Bond Strength. Oper Dent. 2015 Jul-Aug；40(4)：372-8.

9．日本接着歯学会(編). 接着歯学 第二版. 東京：医歯薬出版, 2015.

10.Blatz MB, Alvarez M, Sawyer K, Brindis M. How to Bond Zirconia：The APC Concept. Compend Contin Educ Dent. 2016 Oct；37(9)：611-617；quiz 618.

11.Özcan M, Bernasconi M. Adhesion to zirconia used for dental restorations：a systematic review and meta-analysis. J Adhes Dent. 2015 Feb；17(1)：7-26.

12.Magne P, Razaghy M, Carvalho MA, Soares LM. Luting of inlays, onlays, and overlays with preheated restorative composite resin does not prevent seating accuracy. Int J Esthet Dent. 2018；13(3)：318-32.

13.Kameyama A, Bonroy K, Elsen C, Lührs AK, Suyama Y, Peumans M, Van Meerbeek B, De Munck J. Luting of CAD/CAM ceramic inlays：direct composite versus dual-cure luting cement. Biomed Mater Eng. 2015；25(3)：279-88.

14.Sarr M, Mine A, De Munck J, Cardoso MV, Kane AW, Vreven J, Van Meerbeek B, Van Landuyt KL. Immediate bonding effectiveness of contemporary composite cements to dentin. Clin Oral Investig. 2010 Oct；14(5)：569-77.

15.Gregor L, Bouillaguet S, Onisor I, Ardu S, Krejci I, Rocca GT. Microhardness of light- and dual-polymerizable luting resins polymerized through 7.5-mm-thick endocrowns. J Prosthet Dent. 2014 Oct；112(4)：942-8.

16.Mundim FM, Garcia Lda F, Cruvinel DR, Lima FA, Bachmann L, Pires-de-Souza Fde C. Color stability, opacity and degree of conversion of pre-heated composites. J Dent. 2011 Jul；39 Suppl 1：e25-9.

17.Marcondes RL, Lima VP, Barbon FJ, Isolan CP, Carvalho MA, Salvador MV, Lima AF, Moraes RR. Viscosity and thermal kinetics of 10 preheated restorative resin composites and effect of ultrasound energy on film thickness. Dent Mater. 2020 Oct；36(10)：1356-64.

18.Chochlidakis KM, Papaspyridakos P, Geminiani A, Chen CJ, Feng IJ, Ercoli C. Digital versus conventional impressions for fixed prosthodontics：A systematic review and meta-analysis. J Prosthet Dent. 2016 Aug；116(2)：184-190.e12.

19.van As GA. The use of extreme magnification in fixed prosthodontics. Dent Today. 2003 Jun；22(6)：93-9.

本書のおわりに

　まず，本書を手に取っていただいた御礼を申し上げたい．本書は筆者がプライベートセミナーで行っているコースを元に作成しており，普段臨床で行っている治療のステップそのままである．

　筆者はオーバーレイ修復という選択肢をもつことで臨床の幅が広がったと感じている．オーバーレイ修復をする前は，大きめの窩洞でも直接修復（ダイレクトボンディング）で治療を行っていたが，今ではそれを行わない症例も多かったなと反省している．

　筆者は大学助教時代，マイクロスコープでの歯内療法をメインに行っており，歯を保存するということを大切にしていたものの，修復，補綴については勉強が足りていなかった．そんななか出会ったオーバーレイ修復は，自分のなかで歯質の保存をするうえでピタッとはまった治療であった．

　筆者の周りの歯科医師でも恐る恐るオーバーレイ修復を始めたが，今ではオーバーレイ修復を行うことが非常に多くなったという歯科医師は多い．本書をご覧になって，これからオーバーレイ修復を始める先生方には，ぜひ自信をもって治療を行っていただきたい．

　最後に，いつもていねいな技工物を製作していただいているCharm Dental Designの藤崎啓太氏，本書を執筆するにあたって担当していただいた，クインテッセンス出版株式会社の大和田恵佑氏，多田裕樹氏に感謝を申し上げたい．

2025年3月
辻本真規

APPENDIX

英数字

APC ステップ　116
asid-base resistant zone　92
CAD/CAM の接着処理　116
C-factor　98,99,100
deep margin elevation　38
delated dentin sealing　95
dentin bonding agent　92
dentin enamel complex　24
dentin–enamel junction
　23,93
Ferraris の分類　18
HF 処理　114,115
hierarchy of bondability
　96,97,98,100
IDS 面，CR への接着処理　111
immediate dentin sealing
　18,92,95
IOS　104
MOD の窩洞　42
morphology driven
preparation technique　66
MO の窩洞　42
OC/FL　27
oxygen-inhibition layer　101
posterior indirect
adhesive restorations　64
SLOT（MO ＋ DO）の窩洞　42
total occlusal convergence
　27
V-factor　98

あ

圧縮応力　25,26
圧排糸　86,89,90
維持形態　27,109

印象採得の方法　101
引張応力　25,26
インレー，アンレーの生存率　30
エナメル質の置換　96
エナメル質の凹凸　78
エナメル質への接着処理　112
エナメル小柱の走行と接着力　58
エナメルリム　21
オーバーレイでのラバーダム防湿
　82
オーバーレイの試適　108
オーバーレイの接着処理　109
オーバーレイの典型的な臨床例
　19
オーバーレイの症例
　124,130,132,136
オーバーレイを検討する3つの基準
　34

か

開咬　126,127
ガイドグルーブ　68
各種材料の利点・欠点　119
窩洞が広い　35
窩洞に対する修復処置選択
　28,29
窩洞の深さ　38
仮封　102,103,109,111
仮封の手順　102
間接修復　64,96
臼歯の大きさ　35
臼歯部の応力分布　25
臼歯部多数歯防湿　85
強化 IDS　92,95,102,103,
　109,111,112
クランプの追加　86,87,88,89

クランプの使い方　85,87,88,89
クリアランスが不足　77
形成デザインの種類　20
現在の支台歯形成　27
咬合調整・研磨　121
咬頭の厚み　37
咬頭被覆　37
根管治療が失敗する原因　44
コンタクト圧　108
コンポジットレジンの予熱
　121,122

さ

3種類の形成デザイン　53
残存歯質の厚み　56
サンドブラスト処理　111
シェードテイキング　64
歯質の喪失　20
支台歯形成の完成形　65
支台歯に対する接着処理
　109,110
支台歯の高さ　27
支台歯への応力集中　26
歯面清掃　80,82,94
重合収縮応力　38,96,98
修復物に対する接着処理　114
ショルダー　55
ジルコニアの接着処理　116
髄腔拡大　44
スーパーフロス　86,89,90
スロット　60
積層充填　93,96,98,99
接着力最大化のための
　ラバーダム防湿　94
象牙質へ及ぶ亀裂　40

APPENDIX

た

力のかかり方　52
2ステップ
　セルフエッチングシステム　93
抵抗形態　27,109
適合精度　120

な

ニケイ酸リチウムの接着処理
　114

は

バイトブロック　88
破折抵抗　52
バットジョイント　55
歯の強度　42
歯の組成　22
バルク充填　97,98
半間接修復　96

非保持型　50
部分断髄　124,125
部分被覆冠の予後　29
プラーク染め出し・清掃　80
ベニアレイの症例　128
ベベル　55,60
ペリフェラルリム理論　21
辺縁隆線　40,41
保持型　51

ま

マージン部のセメント,
　レジンの除去方法　121
マテリアルスペース　68
マテリアルの選択　48
未重合層の除去　102
未重合層の除去の手順
　102,104
未重合層の問題　101

ら

ライニング　96,98,99,100
ラバーダムシートが破れる　84
ラバーダム防湿の3つのパターン
　83,84
リッジアップ　60
隣接歯の保護　110,112
隣接歯の保護方法　113
レジンコーティング
　92,101,102,109
ロングテールクランプ　87,88,89

143

著者略歴

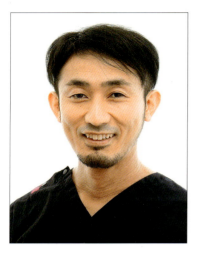

辻本真規

略歴
2003年　日本大学松戸歯学部入学
2008年　日本大学松戸歯学部卒業
2008年　日本大学松戸歯学部付属病院研修医
2009年　日本大学松戸歯学部付属病院研修医修了
2009年　一般開業医入職，長崎大学大学院医歯薬学総合研究科入学
2011年　日本顕微鏡歯科学会認定医
2013年　一般開業医退職，長崎大学大学院医歯薬学総合研究科修了，博士（歯学）取得
2013年　長崎大学大学院医歯薬学総合研究科齲蝕学分野助教
2017年　日本顕微鏡歯科学会認定指導医
2018年　長崎大学大学院医歯薬学総合研究科齲蝕学分野退職
2018年　辻本デンタルオフィス開業
2023年　日本顕微鏡歯科学会理事
現在に至る

クインテッセンス出版の書籍・雑誌は，
弊社Webサイトにてご購入いただけます．

PC・スマートフォンからのアクセスは…

弊社Webサイトはこちら

QUINTESSENCE PUBLISHING 日本

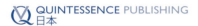

オーバーレイ修復　超入門
しゅうふく　ちょうにゅうもん

2025年5月10日　第1版第1刷発行

著　　者　辻本真規
　　　　　つじもとまさき

発 行 人　北峯康充

発 行 所　クインテッセンス出版株式会社
　　　　　東京都文京区本郷3丁目2番6号　〒113-0033
　　　　　クイントハウスビル　電話(03)5842-2270(代表)
　　　　　　　　　　　　　　　　　(03)5842-2272(営業部)
　　　　　　　　　　　　　　　　　(03)5842-2279(編集部)
　　　　　web page address　https://www.quint-j.co.jp

印刷・製本　サン美術印刷株式会社

Printed in Japan　　　　　　　　　　　禁無断転載・複写
ISBN978-4-7812-1130-5　C3047　　　落丁本・乱丁本はお取り替えします
　　　　　　　　　　　　　　　　　　定価はカバーに表示してあります